めまい・耳鳴り・難聴を解消！

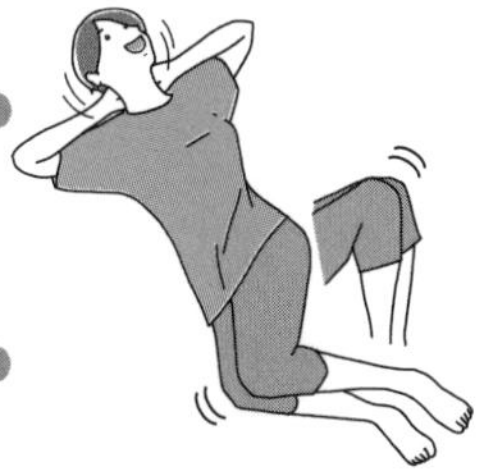

「首ゆる体操」

藤田　勇

コスミック出版

はじめに

「病院で治らなかった」

「なんとかしてください」

「辛いです」


今日も、めまい・耳鳴り・難聴で悩んでいる方々がいます。

私は群馬県で、月に400人を超える患者さんが来院する「刺さない鍼灸院」で、鍼灸師としてさまざまな症状にお困りの多くの患者さんと接してきました。

鍼灸臨床歴はすでに20年を超え、延べ約2万人の患者さんを治療しています。

中には有名な病院で匙《さじ》を投げられた人もいます。「治療や投薬でも思うような結果が出なかった。辿り着いたのがここです」と悲しそうに話されます。

長年、辛さを我慢されてきた患者さんが多いのです。

でも、なぜ、病院で治らなかったのでしょうか。

私には、鍼灸の本場中国に留学した経験があります。

そこで素晴らしい師である張縉《ちょうしん》教授と出会い、修行しました。

その時に学んだのが、「気《き》・血《けつ》・水《すい》」です。

この「気・血・水」の3つが本来あるべき状態になく、「首」で詰まっていることが、さまざまな症状の原因だと気づいたのです。

そして納得しました。

首に原因があるのなら、病院で耳を治療しても治るはずがないのです。全く違う場所を治療しているのですから。

そして、もっと驚くことがありました。

かなり悪い状態であるにもかかわらず、自分の状態をきちんとわかっている人が少ないのです。

大したことない。ちょっと疲れているだけ。近頃睡眠不足だったから、週末にまとめて眠れば良くなる――。

こんなふうに、日常生活はちょっと辛いけど、めまい・耳鳴り・難聴を〝軽く〟見ている人が多いのです。あるいは、自分の症状は病気には該当しないと思っている人もいます。反対に、辛い症状に悩みながらも、病院や治療院に行くことを躊躇《ためら》っている人もいます。

私の治療院を訪ねて来る人は、軽症の人から重症の人まで、さまざまです。自分の状態をきちんと知って、もう少し早く来院してもらえたら、辛さや悩みをもっと早く治して差し上げられたのにと残念に思うのです。

あなたは今、例えばこんな不調に悩んでいませんか。セルフチェックしてみてください。

●めまい

□ぐるぐると目が回って気持ち悪くなる
□ふわふわと雲の上を歩いているような感じがする
□頭を動かすとフワッとする
□パソコン作業や車の運転をしていると、頭がぼーっとする
□ぐるぐる目が回るようなめまいを感じ、またいつなるかと不安に思っている

●耳鳴り

□「キーン」と高い耳鳴りがしてイライラする
□蝉の鳴くような耳鳴りが続いて、周りの人が何を言っているか聞こえない
□夜、耳鳴りが気になってよく眠れない
□「ブーン」というモーター音のような耳鳴りが慢性的に続いている

●難聴

□取引先や上司の低い声が聞き取りにくく、仕事に支障をきたしている
□音が響いて聞こえる
□水が入っているような感じで、耳が詰まる
□鉄パイプを通して聞いているように音が割れる

いかがでしょう。

1つでも思い当たることがあるなら、それはめまい・耳鳴り・難聴です。

決して気のせいではありません。

きちんと原因と向き合い改善することで、悩みが解消され日常生活を過ごしやすくなるはずです。

では、どうすればその悩みや苦しみを改善できるのでしょうか？

私は「気・血・水」、そして「経絡《けいらく》」に焦点を当てて、さらに研究しました。

経絡とは、簡単に言うと「ツボとツボをつなぐライン」のことです。独立しているよう

に思われるツボは実はつながっていて、経絡は人の身体に12本あります。
そして、時間をかけて確立した治療法を施術したところ、多くの患者さんの症状が、緩和・改善するようになったのです。

おかげさまでたくさんの方々に喜んでいただけました。

そこで、私が10年かけて研究し確立した治療法を、セルフケアの方法として広く公開することでさらにお役に立てるのではないか？　そう思うようになりました。

もちろん来院していただくことはありがたいです。お越しになれば全力で治療させていただきます。

けれども、実際にはなかなか来院できない方もいます。遠いがゆえに来院が難しい方もいます。私が1日に施術できる人数も限られています。けれども、そういった方々の苦しみや悩みは続いているのです。

もし、皆様が自宅でセルフケアをすることができれば、めまい・耳鳴り・難聴に悩まされることのない幸せな時間を、少しでも早く手に入れられるのでは？　と考えたのです。

こう話すと、

「では、すぐに治るのね」とか、

「1回のセルフケアで良くなるんだ」

と思われるかもしれません。

残念ながら、長い年月をかけて症状が現れた場合、1回のセルフケアで改善することは難しいです。

時間をかけて悪くなった症状を緩和させるためには、やはり時間がかかります。身体にかかった負荷は蓄積しているため手強いのです。また、良くなるまでにかかる時間は、症状の度合いによっても異なります。

それでも、毎日セルフケアすることで確実に良くなっていくのです。

有名な病院で匙を投げられた方々が、私のところに来院されて治療を受ける。それと並行してセルフケアを続けたことで、より短い期間で回復したケースがたくさんありました。

私がお伝えするセルフケアは、1日5分ほどで行うことができます。特別な道具や場所も必要ありません。セルフケアをする時間も特に決まりはありません。いつでもどこでも、気軽に始めることができます。

しかも簡単です。都合のいい時に、思いついた時にセルフケアを行い、それを続けることで、次第に症状が緩和していくのを感じられると思います。それは決して気のせいではありません。不調には原因があり、それを取り除いていくことで少しずつ改善していきます。

辛さや苦しさから、次第に解放されていくのを実感できるのです。

では、具体的にはどうすれば改善できるのでしょうか。たくさんの方々が悩んでおられることと思います。

そんな暗いトンネルの中にいる方々のために、私は「少しでもいいから一筋の光のような存在になりたい」と考えています。

そして、めまい・耳鳴り・難聴に煩《わずら》わされることのない、心安らげる豊かな暮らしを送っていただきたいと心から願っております。

本書には私が開発した治療法を簡潔にまとめ、誰でも簡単にセルケアできる方法を掲載しています。

本書がめまい・耳鳴り・難聴に悩む方々のお役に立てたら、こんなに嬉しいことはありません。

藤田　勇

めまい・耳鳴り・難聴を解消！「首ゆる体操」目次

第三章

第四章

第一章

なぜ、病院で治らないのか

めまい・耳鳴り・難聴が病院に行っても治らない理由

病院で検査をして投薬・治療などをしてもらっても、めまい・耳鳴り・難聴が治らないケースは数多くあります。弊院でも「病院で匙《さじ》を投げられました」と悲しそうに話す患者さんをたくさん診てきました。

なぜなのでしょうか。


最新の技術を駆使して検査や施術をしても、どうして治らないのでしょうか?

私は長い間考えて研究を重ねました。

私は子どもの頃から気功にとても興味がありました。そして、鍼灸の本場中国に留学して学び、修行しました。その時の経験は今の治療の基盤になっています。

そしてある時、気づいたのです。

それは、中医鍼灸の第一人者である張縉《ちょうしん》教授に出会って学んでいた時のことでした。

気至病所《きしびょうしょ》

気至病所とは、「気が病の所に至ると治る」という意味です。

私は張先生に気至病所の技術を手ほどきしてもらいました。そして、この教えを基に滞《とどこお》った気を通す独自の治療法を開発しました。

患者さんに施術するうちに、やはりすべての不調は「気《き》・血《けつ》・水《すい》」、そして「経絡《けいらく》」が正常に巡っていないため起こるのだと確信し、さらに独自に研究を重ねました。

そして、約2万人の患者さんを治療した結果、めまい・耳鳴り・難聴を引き起こしている原因の多くは、「首の詰《つ》まり」だということがわかったのです。

私が診た患者さんのめまい・耳鳴り・難聴の原因の多くは、耳そのものにあったわけではありませんでした。

耳が原因でなければ、耳を治療しても症状が良くなるはずはありません。耳そのものに効く薬や施術が効果を出すはずがないのです。見当違いの対策を取っているのですから当然と言えます。

これが、病院に行っても、めまい・耳鳴り・難聴が治らない理由です。

もちろん、耳そのものに原因がある、めまい・耳鳴り・難聴もあります。その場合は耳そのものに原因があるのですから、病院での耳への治療で良くなるでしょう。通院や投薬も続けてください。

けれども、耳そのものが原因でない可能性がある場合は、その原因を探って適切な対応策を取らなければなりません。原因を取り除かなければ、いつまでも苦しさや辛さが続くことになります。

私は、長年の研究から導いた独自の治療法を患者さんに施すことで、彼らの症状が改善していくケースをたくさん見てきました。おそらくは、それをお聞きになったのでしょう。次々と大勢の方が来院されるようになりました。

本当か？　と疑問に思われるかもしれません。しかし、実際に弊院で「首の詰まり」を解消し、悩まされてきた症状から解放されたという方が多くいらっしゃるのです。

西洋医学では「原因は患部にある」と考えます。

それに対し、東洋医学では「身体と心はつながっているため、原因は患部だけでなく全身のどこかにもある」と考えます。

視点そのものが違うのです。

万病の元は、「気《き》・血《けつ》・水《すい》」

「気・血・水」という言葉を聞いたことがあるでしょうか。これは、東洋医学の考え方の原点です。

大まかに説明すると、

「気」は、気功や気性の「気」であると同時に、神経に近いものとされています。

「血」は、血液の流れのことです。

「水」は、リンパ液や脳脊髄液《のうせきずいえき》のことです。

血行が悪くなり、リンパ液がスムーズに流れなくなると、いろいろな不調が出てきます。

例えば、冷え症になったり身体が浮腫《むく》んだりする症状です。

東洋医学では、「気・血・水」の3つの中でも特に「気」が滞るとすべてが滞るとされています。けれども、「気が滞る」と聞いてもなかなかピンとこないのではないでしょうか。

日本語はとても面白く、「元気」「病気」「気が弱い」「気が強い」「気分がいい」「気分が悪い」など、感情や気質だけでなく、体調を表す言葉にまでも「気」という言葉が使われています。

それぐらい、「気」が多くのものに影響していることを、昔の人は知っていたのかもしれません。

そして、この「気」だけではなく、「血」・「水」が滞ると同様にいろいろな不調が身体に現れることが、東洋医学では昔からわかっているのです。

多くの人のめまい・耳鳴り・難聴の原因は、「首の詰まり」によって「気・血・水」が滞っていることにある可能性がとても大きいのです。

首の詰まりを侮《あなど》るな！

「でも、単に流れが滞っているだけでしょ？」と思うかもしれません。けれど、この首の詰まりを侮ると、大変なことになります。

順に説明しましょう。

・血液

心臓から送り出された血液は、首を通って脳に流れていきます。その際、首の骨の内側にある動脈を通るのですが、その途中である耳にも流れます。いわゆる耳の中の「内耳《ないじ》」にも枝分かれして流れていくわけです。

耳の中にはとても細かい毛細血管があり、首が詰まると、毛細血管に血液が届きにくくなります。

その結果、耳に十分な血液が行き届かなくなり、耳鳴りや難聴などの問題が引き起こされます。

ですから、私は施術するときに、首のどこが詰まっているために流れが滞っているのかを最初にチェックしています。

そして、血液の流れと同時に、リンパ液の流れも滞っています。もちろんいろいろなケースがありますが、「気・血・水」のどれか1つでも流れが悪くなると、他にも影響するようになります。

そして、中でも大元となるのが「気」です。

「血」も「水」も、「気」とは一見関係ないように見えますが、流れが滞る大きな原因は

「気」なのです。

これも東洋医学の基本です。

・脳脊髄液《のうせきずいえき》

次に、脳脊髄液の流れについてお話しします。

脳脊髄液は脳と脊髄を覆っている液です。パックの中の豆腐は水に浸かっていますよね。そのパックが頭蓋骨《ずがいこつ》で、豆腐が脳、水が脳脊髄液だと考えるとわかりやすいと思います。

脳脊髄液は脳から背骨を通って骨盤まで循環しています。

脳から出る老廃物を洗い流す働きがあるため、この流れが首で詰まってしまうと、老廃物がスムーズに排出されなくなり、老廃物が脳の周辺に留まってしまいます。

これが、脳の働きや認知症などにも関係してくると言われています。

そして脳脊髄液は耳のリンパの流れともつながっています。首が詰まってしまうと耳のリンパの流れを滞らせてしまうので、耳にも影響してさまざまな症状を引き起こしてしまうのです。

脳脊髄液もリンパも「水」に分類されるので、これは「水」の滞りです。

もう少しわかりやすくお伝えするなら、川に例えるといいかと思います。

川の上流で流れが滞ると、下流の流れも悪くなりますよね。下流に田んぼがあるとすれば十分な水が行き渡らなくなるでしょう。

その結果、稲が順調に成長しなくなり質の良いお米ができずに、収穫量も減るでしょう。

このように、上流で問題が起こると、下流にも影響を及ぼすのです。

そして、首で「気・血・水」が滞ると、さらに首から上にも影響が出てきます。

血液や脳脊髄液の流れが首で滞ると、その上にある脳内だけでなく耳へも十分に巡りにくくなり、流れが滞ってしまうので、耳にも悪い影響が出てくるのです。

首の詰まりの原因として考えられることには、猫背などの姿勢の悪さなどいろいろありますが、最大の理由は内臓疲労だと私は考えています。

首の詰まりは、姿勢の悪さによるものだけではないのです。

内臓が疲労していたら、健康は手に入らない

内臓疲労と聞くと、ドキッとする方も多いでしょう。

積み重なって、重篤《じゅうとく》な病気につながるイメージを持つ方もいると思います。お酒の飲み過ぎによる肝臓の疲れを主にイメージされるのではないでしょうか。

肝臓は解毒の内臓として知られています。

お酒の飲み過ぎ、添加物の摂り過ぎなどが内臓の疲労を招き、肝臓そのものや右の横隔膜が硬くなります。その結果、めまい・耳鳴り・難聴につながることがあります。頭痛の症状が出ることもあります。

けれども、内臓の疲れはお酒の飲み過ぎによるものだけではありません。意外にも思えるさまざまな原因が、内臓の疲労につながっています。そして、その内臓の疲労がさまざまな身体の不調の原因になっていくのです。

どんなふうに内臓の疲れが不調につながっているかというと、

・内臓Aが弱っている　→　身体のBが不調になる
・内臓Cが疲れている　→　身体のDの調子が悪くなる

というつながりです。

不思議かもしれませんが、もしも今、あなたがFという不調を抱えているなら、それは内臓Eが弱っているからだと言うことができます。

それくらい、内臓と身体の不調は「関係している」のです。

私が弊院で診てきた患者さんで、めまい・耳鳴り・難聴に苦しんでいる人の多くに心臓、肝臓、腎臓の弱りが認められました。

肝臓はわかりやすいですが、なぜ心臓と腎臓が関係するのかはわかりづらいと思います。

腎臓は水の臓器と呼ばれていて、水分をコントロールすると言われます。耳を循環する「水」、つまりリンパ液とダイレクトに関係しています。

そのため、腎臓が弱ると耳の中のリンパ液が循環しなくなるので、めまい・耳鳴り・難聴につながるのです。


そして心臓ですが、不安やストレスから心臓が疲れ、それが辛い症状を引き起こしている方が多くいらっしゃいました。

私は、心臓が疲れると左の耳に、肝臓が疲れると右の耳に辛い症状が出ることが多いと実感しています。


もうおわかりだと思います。

めまい・耳鳴り・難聴の直接的な原因となる首と内臓がつながっているので、「内臓」

を元気にしてあげれば、辛い症状を緩和させることが可能になるのです。
けれども、西洋医学ではこれらはめまい・耳鳴り・難聴の原因とはされていません。
内臓と身体の不調について、それぞれ説明していきます。

●心臓

めまい・耳鳴り・難聴の最大の原因は心臓の疲労＝心労です。
心臓は、五行（万物は「木」「火」「土」「金」「水」の5種類の元素から成るという古代中国の自然哲学）では「火」に属します。

心労の原因には、大きく次の3つがあります。

主な心臓の疲労の原因

・ストレスなどの心労によるもの
・家族に循環器系の弱さ（狭心症、心筋梗塞などの心疾患から病気でない動悸などを含

む）を持っている人がいる

・心疾患や疾患とまではいかないが、心臓の異常が認められる

ご自分の心臓に疲労が溜まっているかどうかは、心臓の反応点（88ページで解説する、左胸椎《ひだりきょうつい》五番《ごばん》夾脊穴《きょうせきけつ》）を押すことである程度わかります。押して硬かったり痛い場合は、問題が生じているか、これからなんらかの症状が出る前の段階＝未病であることが多いです。

●肝臓

肝臓には「解毒作用」があり、お酒、薬、脂、甘いものを摂り過ぎた場合、調整する働きがあります。しかし、あまりに大量にこれらのものが流れ込むと、肝臓の許容量を超えてしまいます。いわゆる働き過ぎで、それが肝臓の疲労の原因になります。

五行では「木」に属します。

主な肝臓の疲労の原因

・ストレスなどの心労によるもの
・毒素（アルコール・薬・添加物・重金属・カビ毒など）によるもの
・肝臓の異常（脂肪肝・肝炎など）

●膵臓《すいぞう》

甘いものを摂り過ぎることが最大の原因です。血糖値が高くなると毛細血管が脆《もろ》くなり、耳鳴りにつながることがあります。膵臓が疲労することで、筋肉が凝《こ》りやすくなり、首の詰まりにつながります。

五行では「土」に属します。

主な膵臓の疲労の原因

・甘いものの摂り過ぎ
・ストレスなどの心労によるもの
・膵臓の異常（膵炎など）

●胃腸

食の不摂生が主な原因ですが、体質的に弱い方もいます。

迷走神経という神経は脳から首を通ってお腹につながっているのですが、胃腸の疲労からこの神経が緊張すると、首が詰まってしまいます。

五行では「土」に属します。

主な胃腸の疲労の原因

・食の不摂生

・ストレスなどの心労によるもの

●扁桃《へんとう》（肺臓）

東洋医学では、「扁桃」と「肺」は同じカテゴリーに属します。

ストレスや身体の疲労によって「扁桃」は弱くなり、耳や耳周りの緊張につながります。

そしてその緊張が首の詰まりとなり、耳のリンパが流れにくくなります。

五行では「金」に属します。

主な扁桃の疲労の原因

・ウイルスや細菌への感染
・ストレスなどの心労によるもの
・慢性疲労
・慢性疾患
・精神的・肉体的ショック

●腎臓《じんぞう》

腎臓が弱ると、水分代謝が低下し、めまいや頻尿が引き起こされることが多いです。

腎臓が弱ることは、同時に身体の老化が進むことも意味します。利尿作用や男性の性的機能に影響するだけでなく、生命力（エネルギー）も低下するとされます。

五行では「水」のカテゴリーに属します。

主な腎臓の疲労の原因

・加齢による老化
・家族に泌尿器系の弱さ（腎臓病や頻尿、膀胱炎など）を持つ人がいる
・泌尿器疾患までいかないが泌尿器の異常が認められる

●副腎《ふくじん》

副腎は、左右の腎臓それぞれの上部に位置する3～4㎝の臓器で、生命維持に欠かせないホルモンをつくっています。副腎もストレスや糖に影響されますが、生活習慣による影響が大きいのが特徴です。

ストレスで副腎が緊張すると、首周りの筋肉、特に胸鎖乳突筋《きょうさにゅうとつきん》が硬くなってしまい、耳の詰まりに影響することが多いです。

五行では「水」のカテゴリーに属します。

主な副腎の疲労の原因

・ストレスなどの心労によるもの
・カフェインや甘いものの摂り過ぎ

五臓六腑《ごぞうろっぷ》には、めまい・耳鳴り・難聴を改善する力がある

このように、いわゆる五臓六腑はめまい・耳鳴り・難聴とダイレクトにつながっています。そしてそのキーとなるのが「首の詰まり」なのです。

もしも首が凝っていたり、痛みがあったなら、それは身体からの「サイン」です。身体は人間が思う以上に「サイン」を出してくれています。それに対して「教えてくれてありがとう」と感謝してケアすることで、大病を未然に防ぐことが可能になります。

心の不調が原因となることも

めまい・耳鳴り・難聴の原因の多くが首の詰まりであることはおわかりいただけたかと思います。ですが、それ以外の原因もあります。

それは、「心の不調」です。

弊院にいらした患者さんのケースをお話ししましょう。
当時16歳の高校生だった患者さんは、2年前に突然耳鳴りの症状が出始めたそうです。
本人は、「学校で放課後の掃除の時間に、友人が自分の悪口を言っているのを聞いてしまったのが原因ではないか……」と悩んでいました。

いくつかの耳鼻科で検査しましたが、原因がわかりません。

どこの耳鼻科でも「異常なし」と診断されたそうです。

症状は「キーンという高い音」で、それが時々「太い音（本人の表現）」になるそうで、その音が気になって眠れない夜が続いていました。

以前から好きだった読書もその音のせいで集中できなくなり、さらには夜に目覚めることが増え、熟睡できないだけでなく、睡眠時間が十分に取れないほどに悪化していました。

来院された時には、目に涙を浮かべるほど精神的に追い詰められていました。

診察したところ、ストレスによる「肝臓」へのダメージがきっかけだとわかりました。

肝臓の問題が首の緊張を引き起こし、それが内耳のリンパ液の流れに影響を及ぼし、耳鳴りの症状を引き起こしていたのです。

そこで、首の緊張（特に耳周り）を緩めてリンパ液がスムーズに流れるようにし、肝臓をケアしたところ、翌日には耳鳴りの音が半分ほどに小さくなったと驚き、喜んでいました。さらには自宅でのセルフケアの方法もお伝えしました。

その後も施術を続け、10回の施術が完了した時点で耳鳴りが気にならなくなり、とても良い調子になりました。

来院での施術はもちろんですが、ご本人に自宅でもセルフケアをしてもらったことが回復を早めたのではないかと考えられます。

この患者さんへの施術をきっかけに、私は肉体への治療だけでなく、心に刺さった棘《とげ》を抜くことを意識したコミュニケーションに力を注ぐようになりました。

中国医学の古典である「黄帝内経《こうていだいけい》」では「治神《ちしん》」の重要性が説かれています。「神」とは精神活動のことで、その「神を治す」こと、つまり「心のツボ」にアプローチすることです。

心、つまり精神へのストレスを緩めることで、病が良くなった好例です。

このケースからも、いかに心と身体がつながっているかがおわかりいただけるかと思います。

私は長年の研究と経験から、自律神経を整えることがとても大切だと実感しています。なぜならば、首の詰まりは自律神経とダイレクトにつながっているからです。自律神経が圧迫されて本来の機能を果たさないために、めまい・耳鳴り・難聴が引き起こされていることが多いのです。首の詰まりは、自律神経を圧迫しているのです。

自律神経を自分でケアする方法は、本書の後半でご紹介します。

第二章

首の詰まりを解消すれば、問題は改善される

頭はボーリングの球ぐらい重い!?

成人の頭の重さがどれくらいかご存知でしょうか。

もちろん、その方の体型や体重にもよりますが、一般的には体重の約10％と言われています。

仮にあなたの体重が50kgだとすると、頭の重さは5kgです。そうです。ボーリングの球ほどに重いのです。ボーリングをしたことのある人なら実感できると思います。

あんなに重いボールを、しかも動くボール＝頭を支えているのが首なのです。いかに首が毎日過酷な状況に耐えているかがおわかりになるかと思います。

こんな経験はないでしょうか。

同じ重さのものを持った時、持つ手の角度を変えただけで、重く感じたり、軽く感じたりしたこと。

ちょっと違う姿勢で持つと、途端に手が痛くなったり、あるいは痛くなくなったりして「不思議だ」と感じたこと。


首でも同じことが起きています。

きちんと正しい姿勢で支えられている状態なら良いのですが、そうでない場合、他の部位までにも悪い影響や負担を与えている可能性が大きいのです。

首だけでなく、背中などの他の部位の筋肉や骨に余計な負担をかけていることは想像できると思います。


そして、このような無理が続くと、その部位は硬くなったり、凝《こ》ったりします。無理な姿勢や慣れない体勢を長時間続けた時に、関係する筋肉がこわばったり痛くなったりした経験があるなら、それと同じです。

このような状態が続くと、そこに流れるはずの「気《き》・血《けつ》・水《すい》」がこわばった筋肉に邪魔されたり圧迫されたりして流れにくくなります。

肩凝りで終わるなら良いですが、そのこわばりが「気・血・水」の流れを邪魔し、滞《とどこお》らせるようになると、その結果として、ご自分でも想像できないようなさまざまな不調を引き起こしてしまうのです。

自律神経と首の詰まり

ここで、2つの自律神経である「交感神経と副交感神経」についてお話しします。

交感神経とは、簡単に言うと、身体が活発に機能するように導く神経です。「昼の神経」と呼ばれることもあります。

そして、交感神経と対になるのが、副交感神経です。

副交感神経の役割は、興奮状態にある身体を穏やかにするもので、血管を拡張したり、胃腸の動きを促進したりします。交感神経に対して、「夜の神経」と呼ばれることもあります。

この2つの神経が互いに相反しながら作用することで、身体の動きや機能が正常に保たれているのです。

副交感神経の中の代表的な神経が迷走神経です。この迷走神経は、12対ある脳神経の1つで、複雑に身体を走っており、頸部《けいぶ》から腹部にまで及んでいます。

この迷走神経が詰まることが、ダイレクトにいろいろな症状を引き起こしているのです。

少し横道にそれますが、弊院で施術中にお腹が「鳴る」方が時々います。皆さん恥ずかしがりますが、私は「恥ずかしがらなくて大丈夫ですよ。その音は緊張が緩んだからこその現象なので、良いことなのですよ」とお伝えしています。

お腹に走る副交感神経（迷走神経）がリラックスするので、その結果としてお腹が緩み、鳴るのです。

日常生活の中では、どうしても交感神経が活発に働きます。それも必要なことではあるのですが、興奮状態が長く続くと、結果的に身体は疲れてしまいます。

私は、それを鎮《しず》める副交感神経を上手にコントロールすることがとても大事だと感じています。そのための方法が鍼灸であり、セルフケアです。

首の詰まりを解消させれば、睡眠の質も上がる

不眠で悩む方はとても多いです。

弊院にいらっしゃる患者さんの中にも、「寝つきが悪い」「寝てもすぐに目覚めてしまう」「長時間熟睡できない」「朝スッキリ起きられない」「寝ても疲れが取れない」などの

睡眠に関する悩みをお持ちの方が大勢います。

そういう患者さんに「首の詰まりを解消したら、良く眠れるようになりますよ」とお伝えすると、皆さんとても驚きます。「信じられない」という顔をされます。

実際に施術が進み、首の詰まりが解消されるにつれ、めまい・耳鳴り・難聴だけでなく、睡眠に関する悩みがどんどんなくなっていく人が多いのです。

熟睡できるようになり、不眠から解放されるようになるのです。

この理由も、「気・血・水」の流れが滞っていたためです。

例えば旅先で、温泉でゆっくりと身体を休めたら、ぐっすり眠れたという経験はないでしょうか。

理由は、身体を温めることで血管が開き、「血」の流れが良くなったからです。リラックスできたことで「気」の流れも、移動で身体を動かしたことで「水」の流れも改善されたと考えられます。

そして、滞りが改善されたことで内臓の疲れが少し取れたため、快眠につながったと言えるのです。

温泉に行く時間がなくても大丈夫です。

首の詰まりを解消すれば、ご自宅でもよく眠れるようになります。

首の詰まりは、どうすれば緩められる？

首の詰まりを緩めるために、まずは首の詰まるポイントを理解してください。

首の詰まるポイント、それは次ページから紹介する首のツボです。

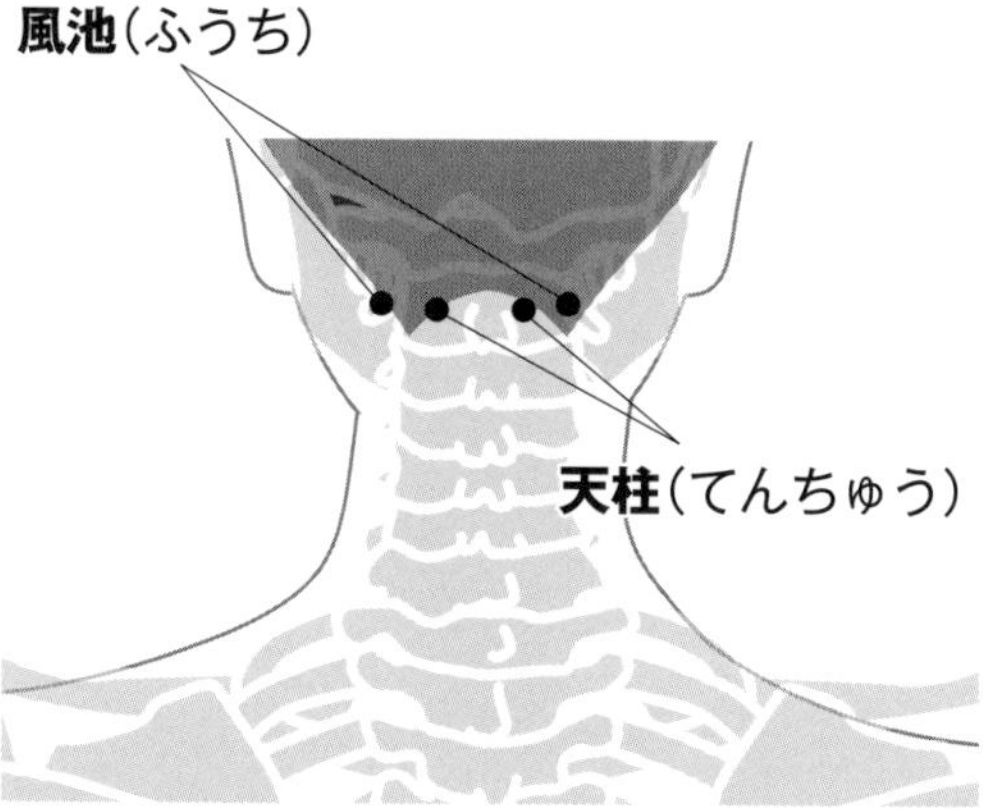

①天柱《てんちゅう》：脳脊髄液《のうせきずい》循環のツボ
脳底《のうてい》動脈循環のツボ

②風池《ふうち》：脳底動脈循環のツボ

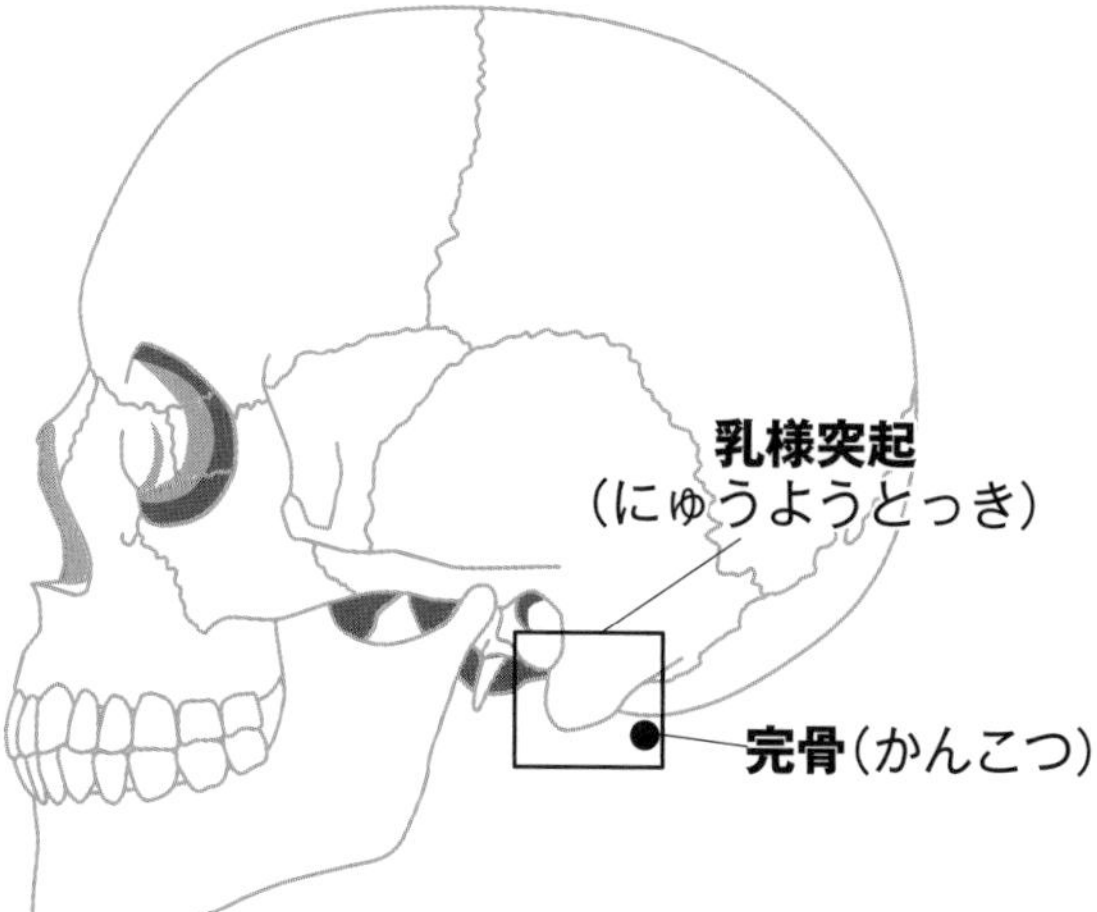

③完骨《かんこつ》：迷走《めいそう》神経のツボ

④翳明《えいめい》：内耳《ないじ》循環のツボ①　乳様突起《にゅうようとっき》の真下

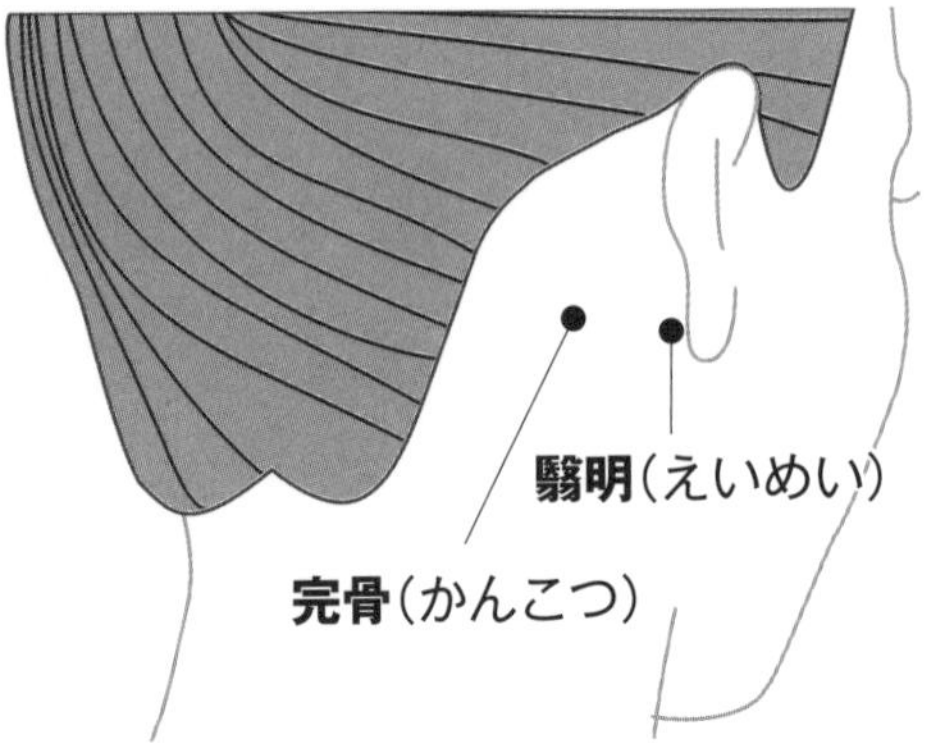

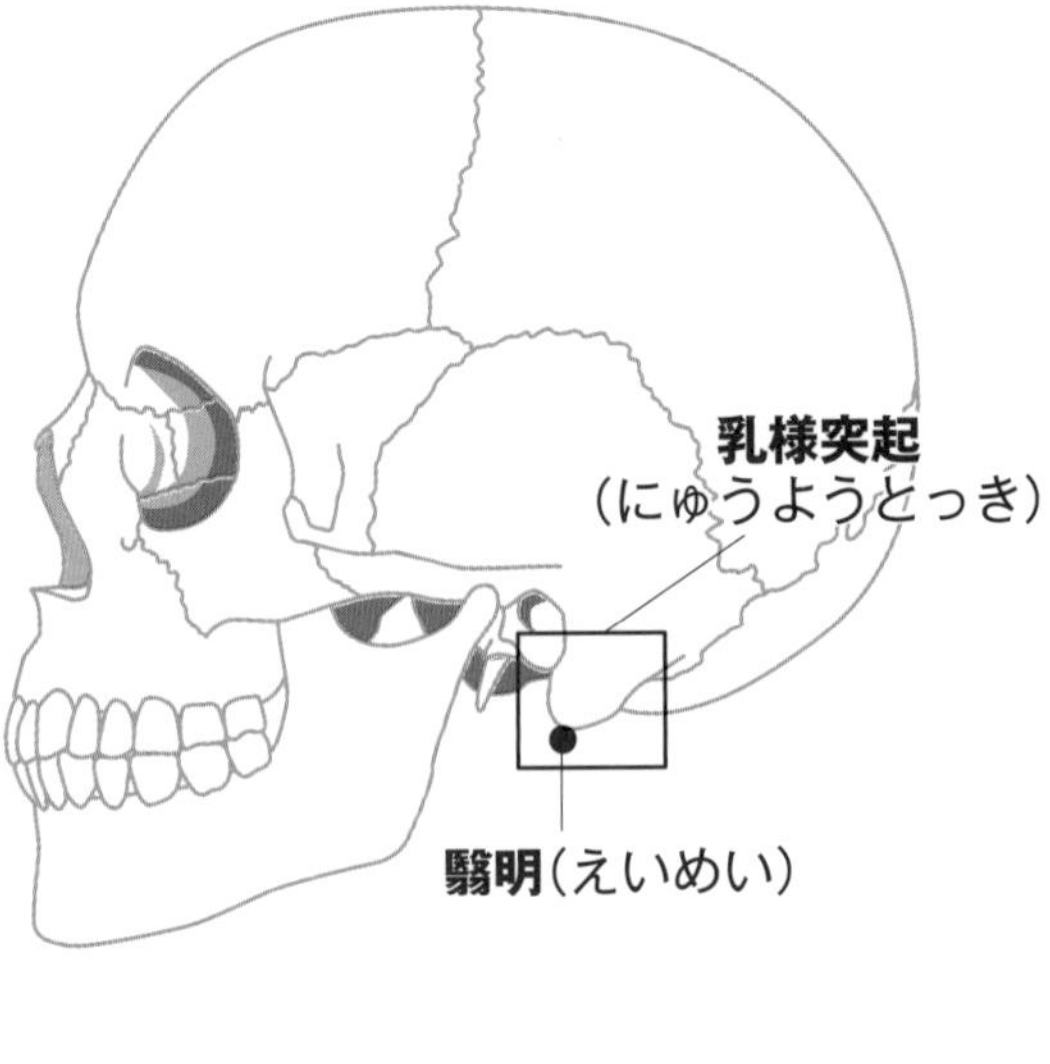

⑤翳風《えいふう》：内耳循環のツボ②
翳明と下顎骨《かがくこつ》の間のくぼみ

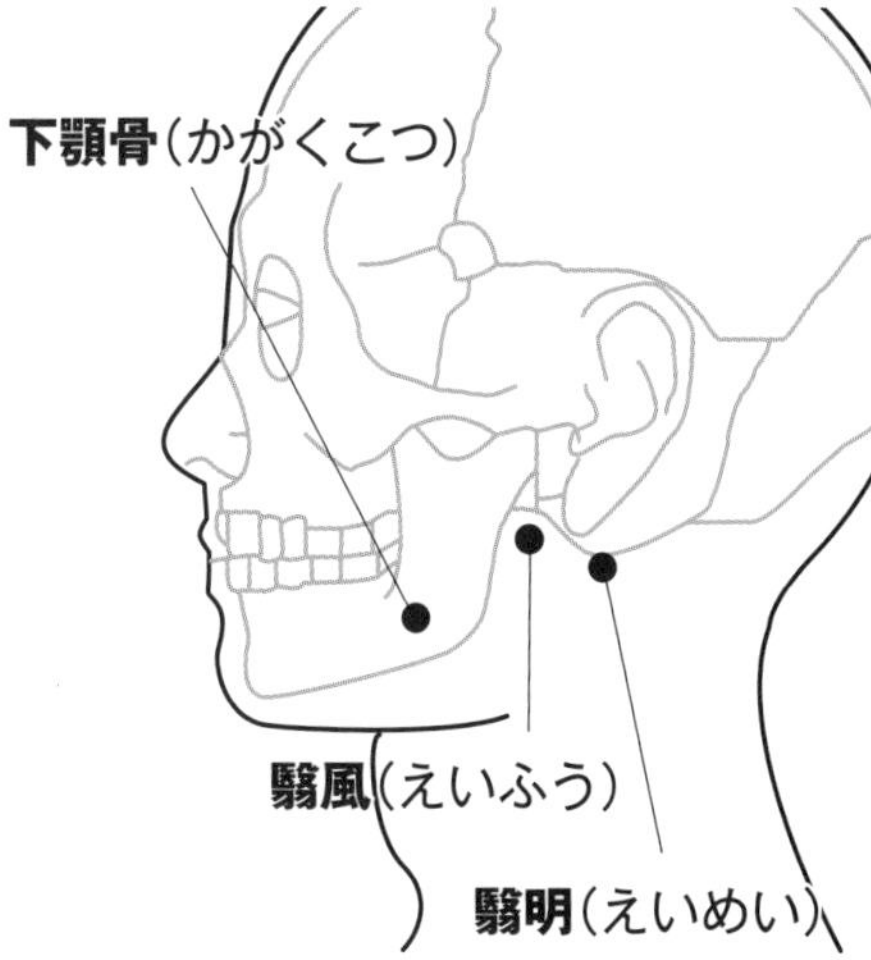

⑥頸椎夾脊穴《けいついきょうせきけつ》：椎骨《ついこつ》動脈循環のツボ
7つある頸椎（首の骨）の左右すぐ横

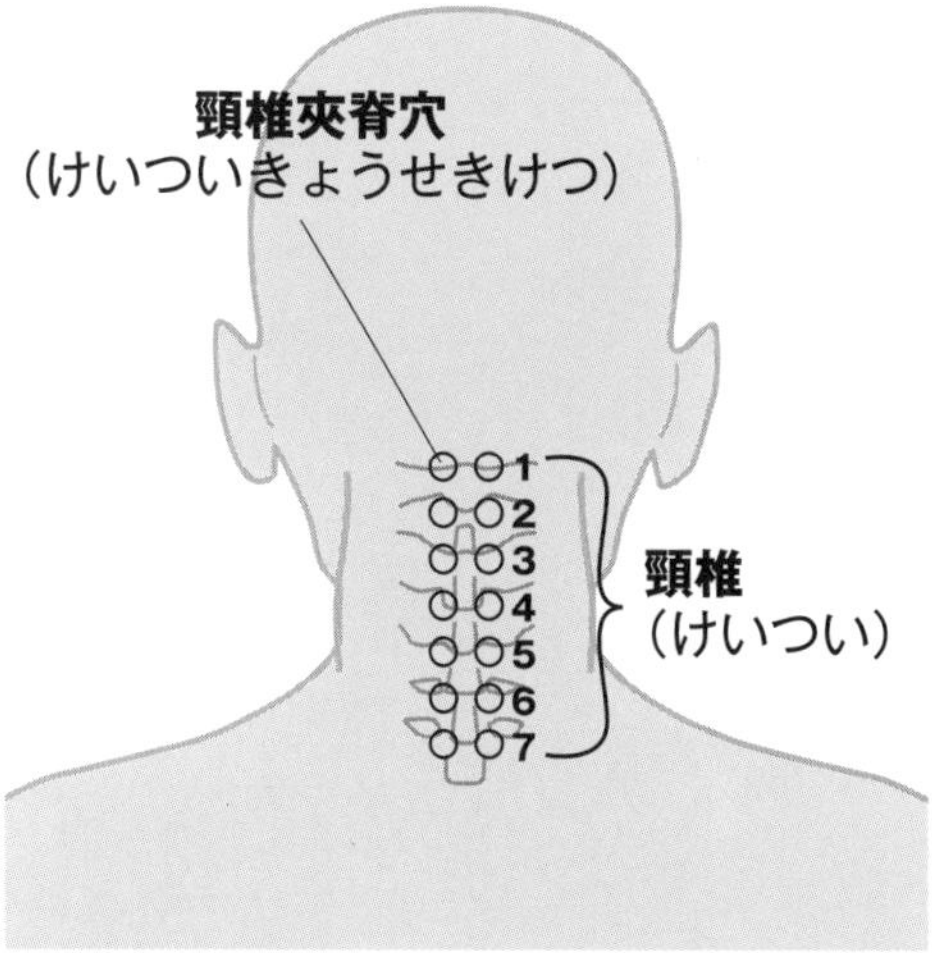

⑦胸鎖乳突筋《きょうさにゅうとつきん》：副腎《ふくじん》ポイント（ストレス）

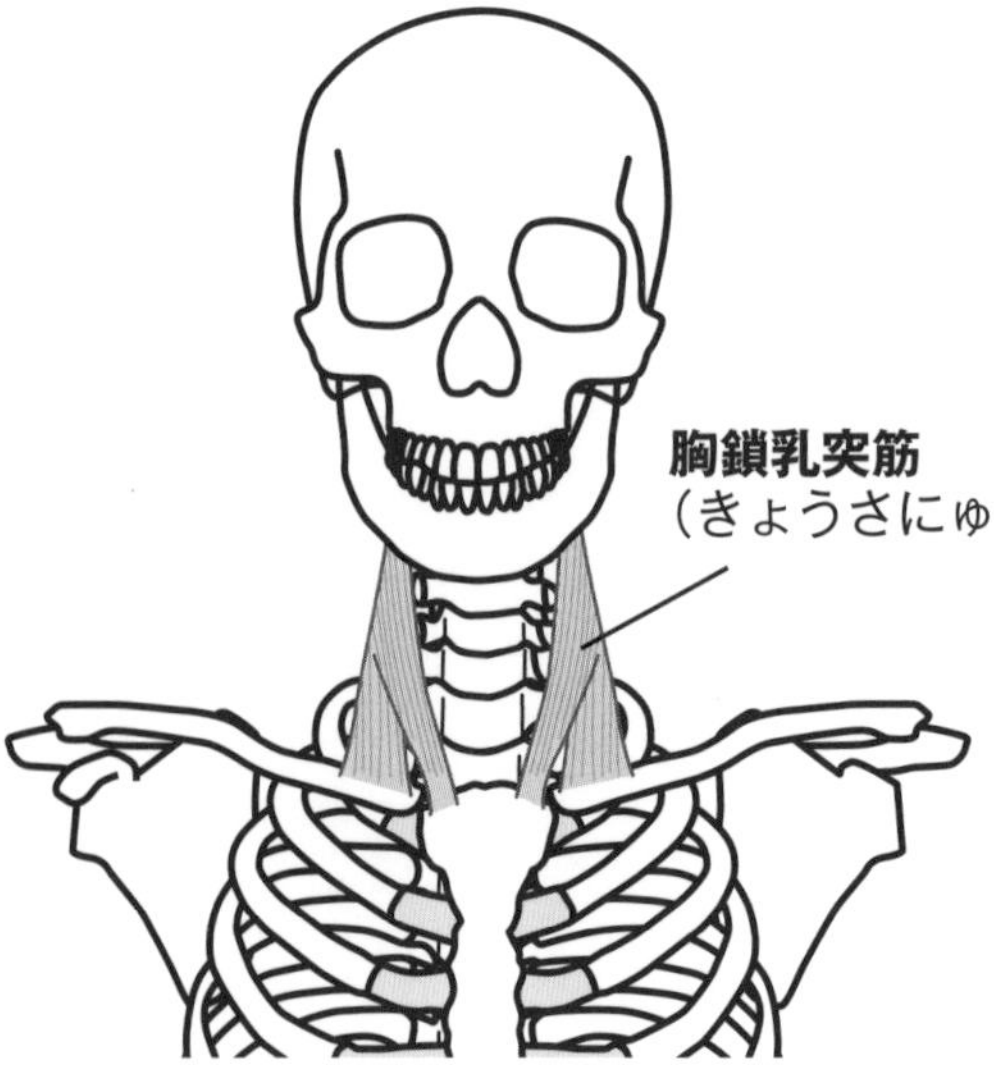

難しく感じるかもしれませんが、これらのツボが、めまい・耳鳴り・難聴に関係していることを、まずは知ってください。

そして首の詰まりを緩めるために必要となるツボが存在します。

A 外関《がいかん》

外関が緩めることができる首の詰まりは次の3つです。

①天柱《てんちゅう》、②風池《ふうち》、③完骨《かんこつ》です。

B 曲池《きょくち》

曲池が緩めることができる首の詰まりは次の2つです。

④翳明《えいめい》、⑤翳風《えいふう》です。

C 上四瀆《かみしとく》

上四瀆が緩めることができる首の詰まりは次の2つです。

⑥頚椎夾脊穴《けいついきょうせきけつ》、⑦胸鎖乳突筋《きょうさにゅうとつきん》です。

外関・曲池・上四瀆の詳細と、これらのツボを使ったセルフケアを次の章で紹介していきます。

第三章

1日5分でOKのセルフケア

1日5分だけ！　簡単セルフケア

首の詰まりを緩めるセルフケアは、10種類あります。

できれば毎日、寝る前に①から⑩までをやることで、辛い症状が緩和されていくはずです。空いた時間で構いません。

全部やっても5分ほどですので、テレビを見ながらなどのながら時間でも、仕事や家事の合間でもいいので、毎日続けてみてください。

順番は特に守らなくてもOKで、慣れてきたら時間を長くしてもOKです。

①首を緩めるツボ（外《がい》関《かん》・曲《きょく》池《ち》・上《かみ》四《し》瀆《とく》）を押すセルフケア

動画はコチラ！

私はこのセルフケアでは「てい鍼《しん》」という「銅の細い棒」を使いますが、ボールペンの先でもつまようじでも構いません。

身近にある「細い棒」を用意してください。

やり方は、「刺す」のではなく、軽く「押す」感覚です。痛さを感じるようではダメです。あくまでも「軽く押して」ください。

これを、両腕で行います。

ただし、お酒を飲んだ後にはしないようにしてください。また、食後30分間も避けてください。

A 外関《がいかん》
手首の関節から上に指3本のところです。

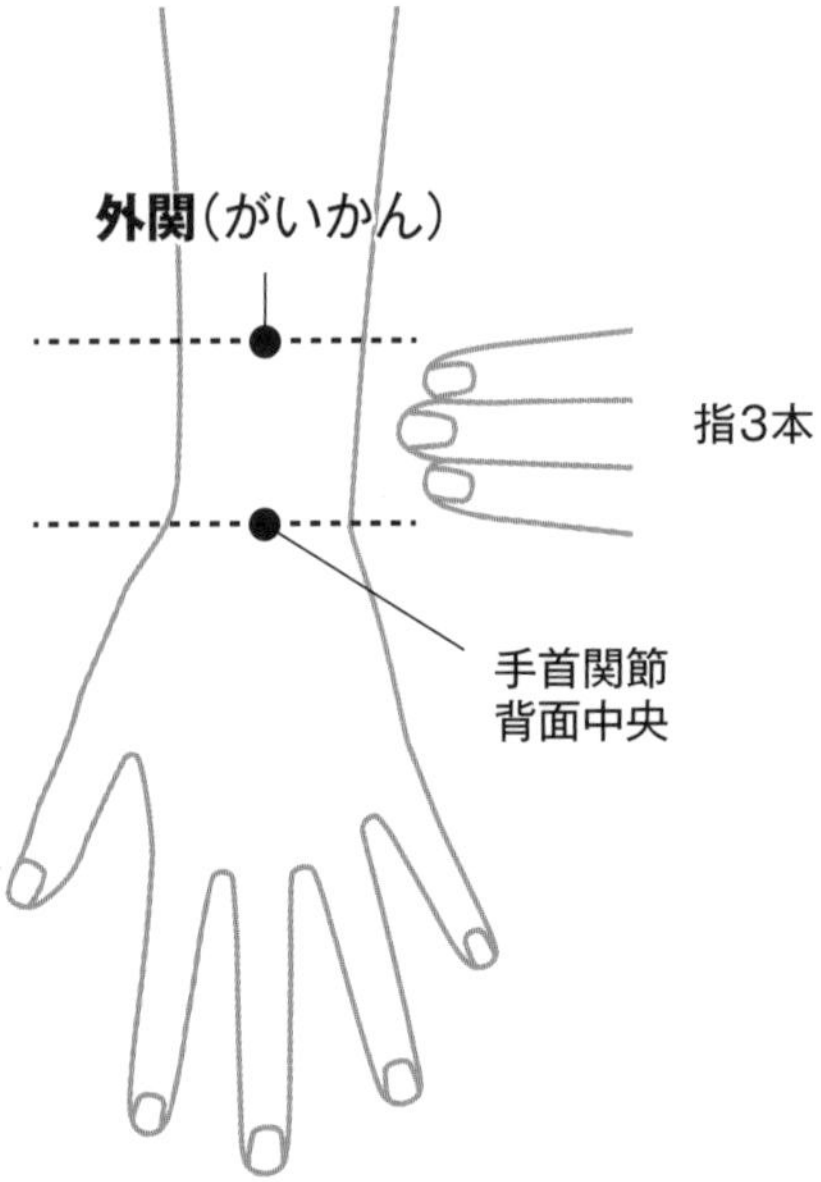

B 曲池《きょくち》
曲げた腕の外側の、押してみてズキンと痛みを感じるところです。

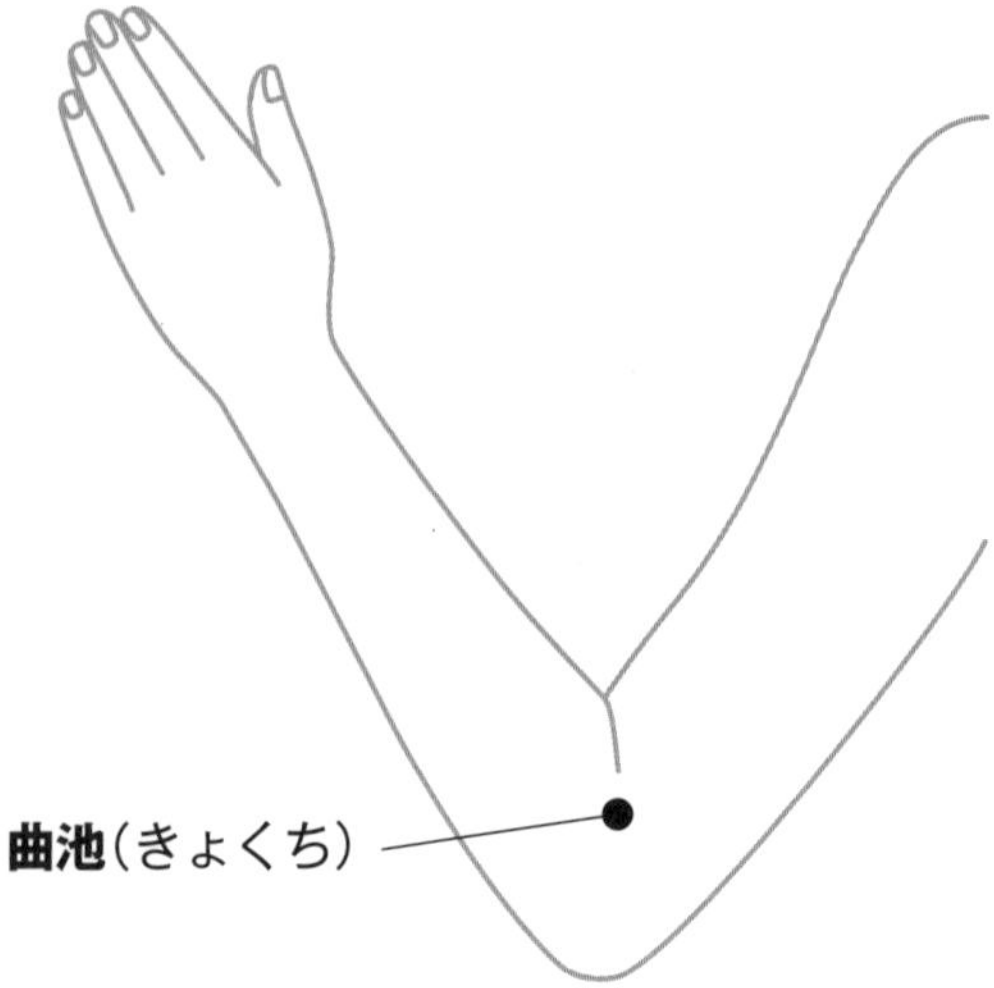

C　上四瀆《かみしとく》

手首から肘《ひじ》までの距離の、肘から3分の1ぐらいのところです。

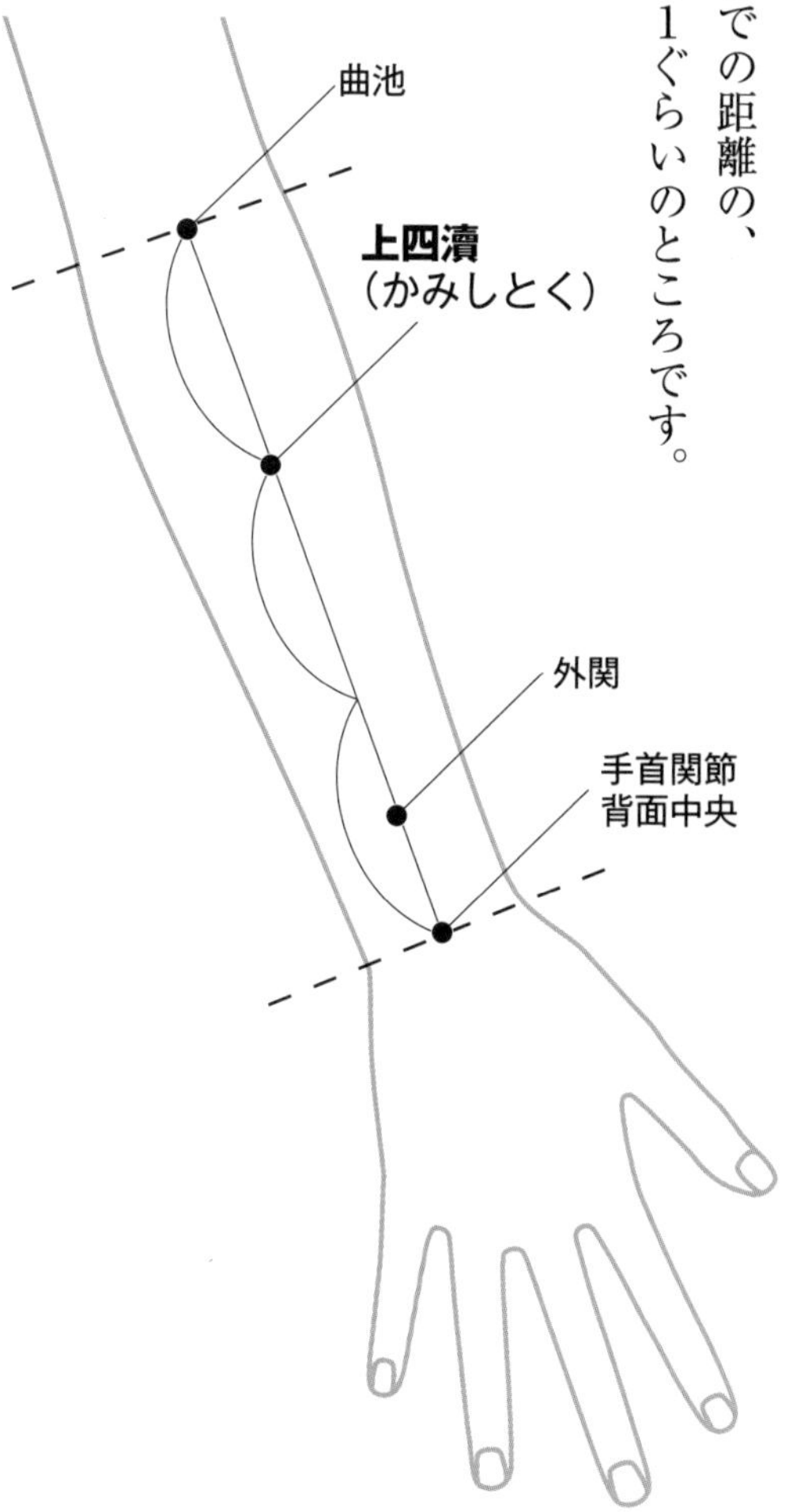

これらの3箇所を、「トントントントン」と、それぞれ3回、細い棒の先を押し当てて、軽く押してください。それだけです。

痛さを感じるようではダメです。あくまでも「軽く押して」ください。

②迷走神経（副交感神経）セルフケア（座りバージョン）

迷走神経は、耳の骨（乳様突起）の後ろあたりを走っています。

〈セルフケアの方法〉

① 椅子に腰掛けます。
② 親指とそれ以外の４本の指で耳を挟みます。
③ その時、親指は耳の後ろの窪みのあたり（完骨）に置きます。
④ 息を吸いながらお腹を膨らませます（腹式呼吸）。
⑤ 指全体で頭を上に押し上げます。
⑥ 息を吐きながら力を抜き、指で頭を元の位置に戻します。

※５回繰り返します。
※親指に力を入れて、強めにしっかり押し上げるのがコツです。

▲
動画はコチラ！

迷走神経（副交感神経）セルフケア（座りバージョン）

① 椅子に腰掛ける

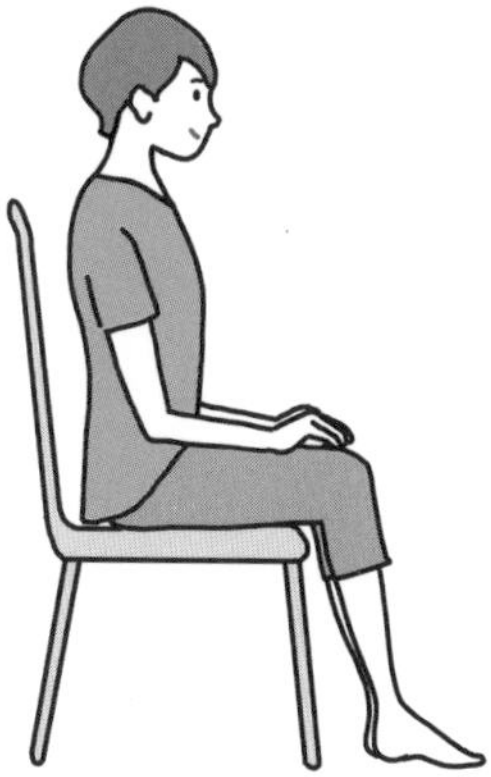

② 親指とそれ以外の
4本の指で耳を挟む

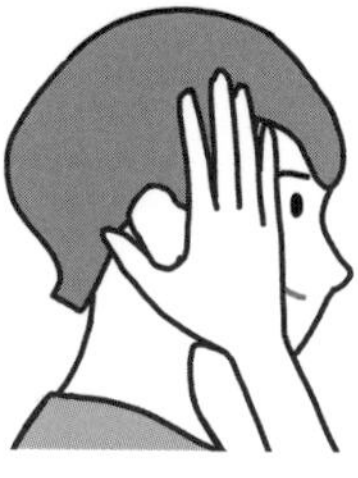

③ 耳の後ろの窪みのあたり
（完骨）に親指を置く

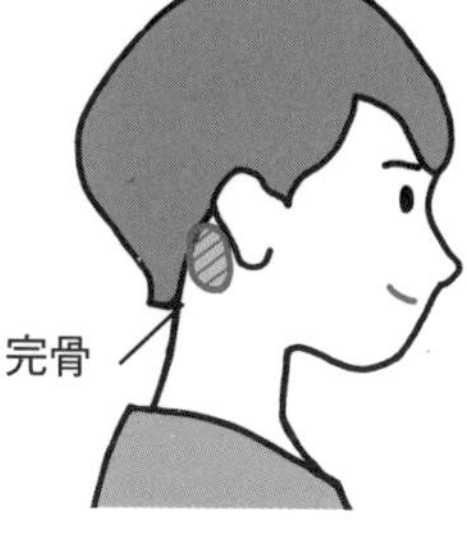

④ 息を吸いながら
お腹を膨らませる

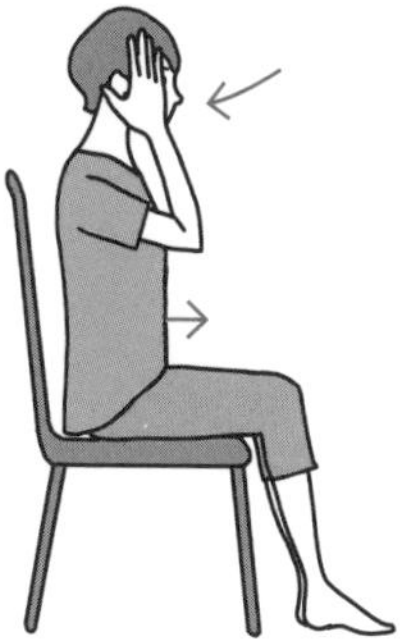

⑤ 指全体で頭を上に押し上げる

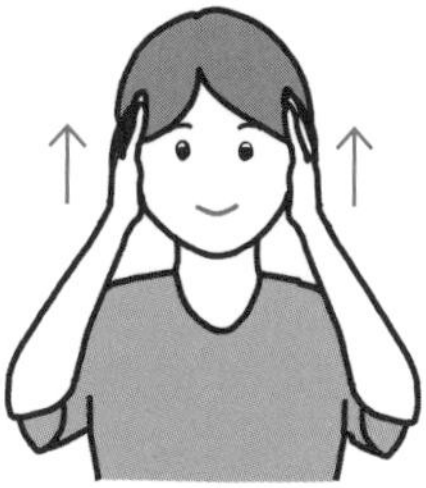

⑥ 息を吐きながら力を抜き、
指で頭を元の位置に戻す

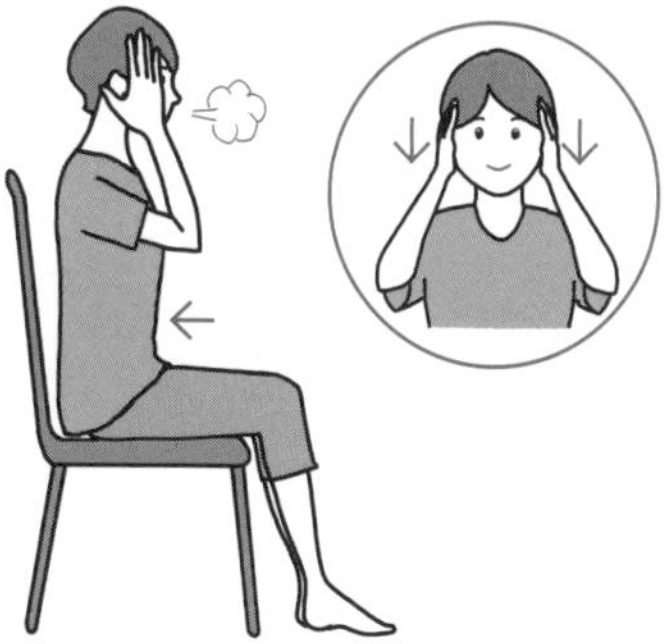

③天吊《づ》り丹田《たんでん》歩行セルフケア

▲
動画はコチラ！

まず、太極拳の基本姿勢を覚えてください。

真っ直ぐに立ち、頭の百会《ひゃくえ》が天井方向から吊られているイメージを持ってください。百会は頭のてっぺんの中心です。一般的な立ち方だと、お腹が凹み、背中が丸くなり、首だけを前に突き出しがちです。すると、首が詰まってしまいます。天井から百会が上に吊られるイメージを持つことで、自然と真っ直ぐに立つことができます。

〈セルフケアの方法〉

① 真っ直ぐに立ちます。

② 太極拳の基本姿勢である、百会が天井から吊られるイメージを持ちます。

③ そのイメージをキープしたままで、1分ほどゆっくりと歩きます。1歩に5秒かけるぐらいゆっくりと歩いたほうが効果的です。

④ 次に、丹田も意識します。丹田はおへその9㎝ほど下の箇所で、身体に力を入れる

時に意識する場所です。

⑤ 百会が天井方向に吊られるイメージはそのままに、丹田が下に引っ張られるイメージを同時に持ちながら歩きます。その時、丹田が重くなって、下に下がる感触があればいいです。膝が少し曲がってもいいので、上下に身体が引き伸ばされるイメージを持ちながら、また1分ほどゆっくりと歩きます。

天吊り丹田歩行セルフケア

② 天井から百会に糸が伸び、吊られているイメージで立つ（糸に吊られるイメージ）

① 真っ直ぐ立つ

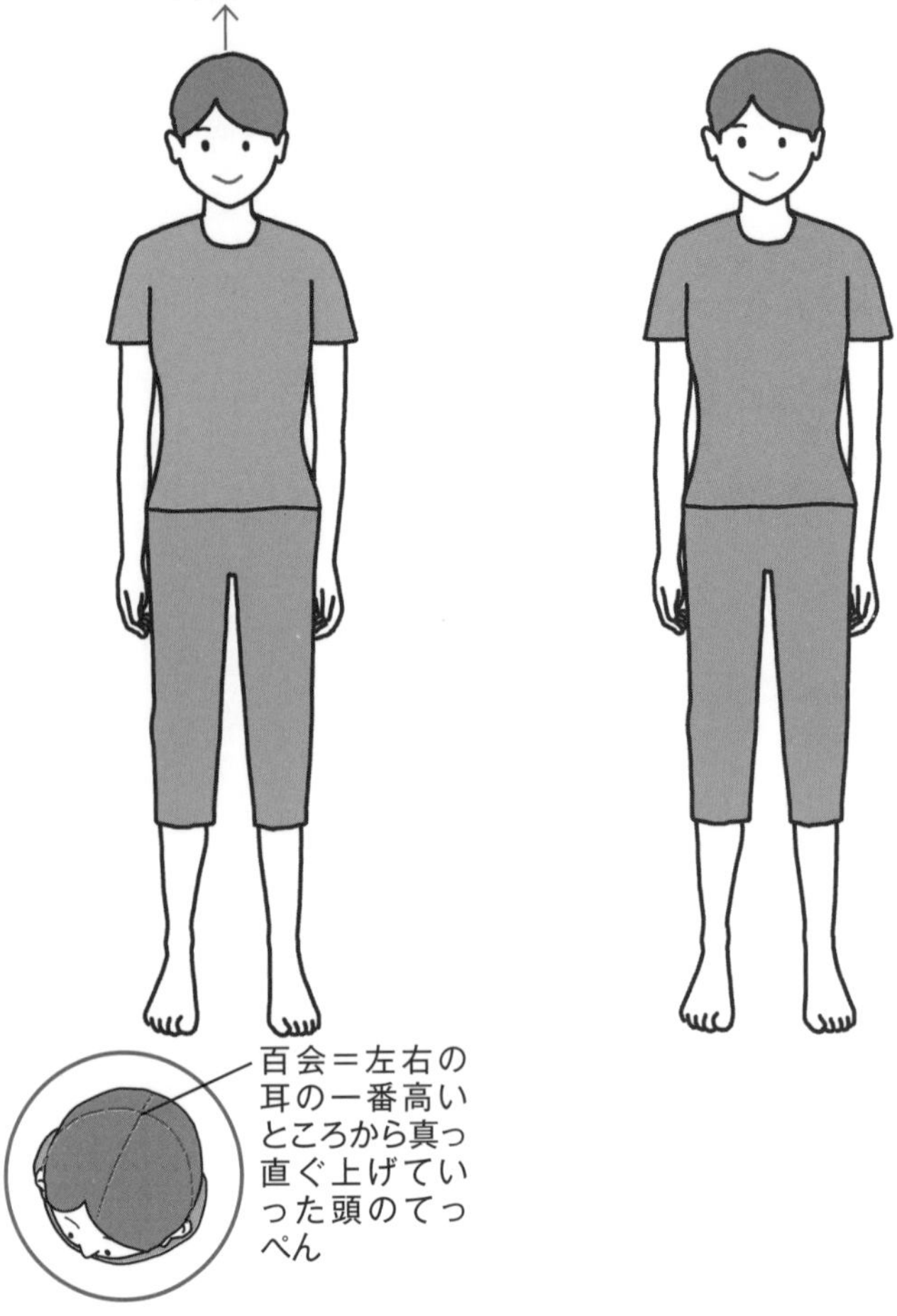
百会（ひゃくえ）を
意識する
百会＝左右の
耳の一番高い
ところから真っ
直ぐ上げてい
った頭のてっ
ぺん

③

②のイメージをキープしながら1分間ゆっくり歩く(慣れてきたら、この歩行を単独で5~10分間行うと良い)。1歩に5秒かけるくらいゆっくり歩く！
腕は真横に下ろし、動かさない

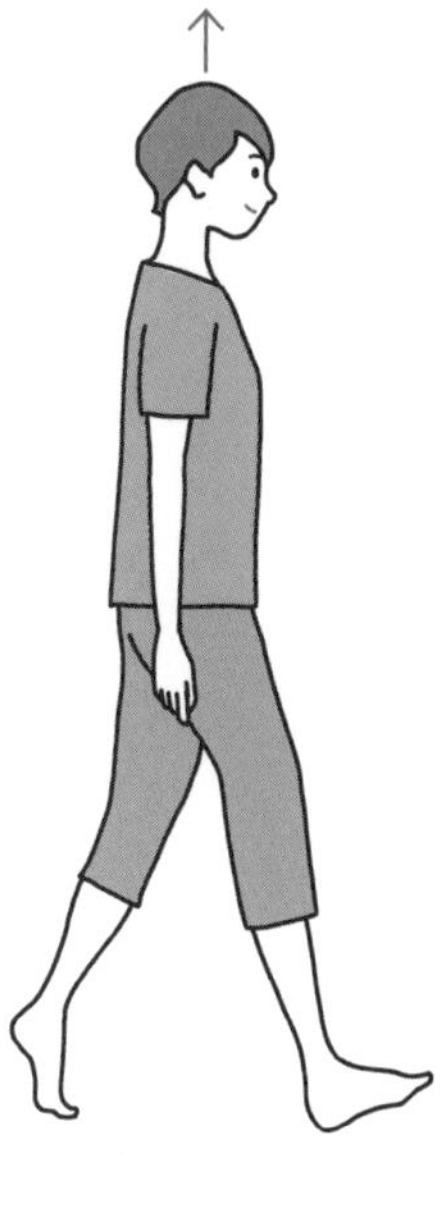

④

天井と床から引っ張られ、身体が上下に引き伸ばされるイメージ。丹田を意識する

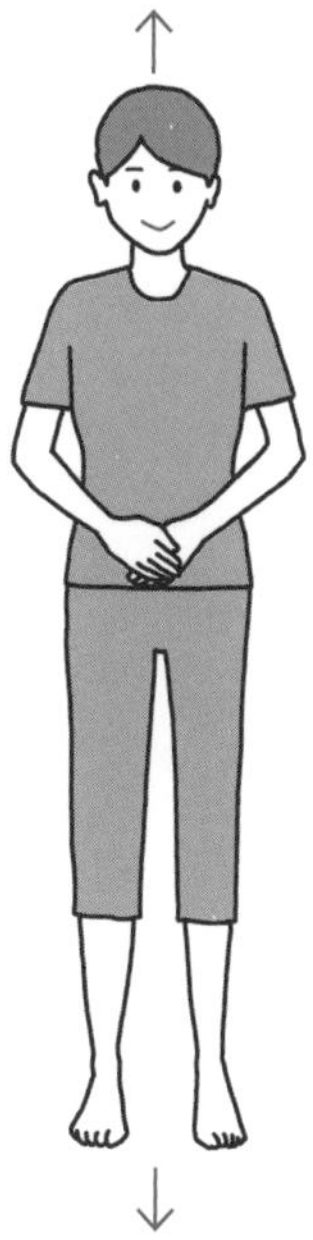

丹田=おへその9㎝ほど下の場所(両手を丹田に重ねる)

⑤

④のイメージをキープしながら、③同様に1分間ゆっくり歩く

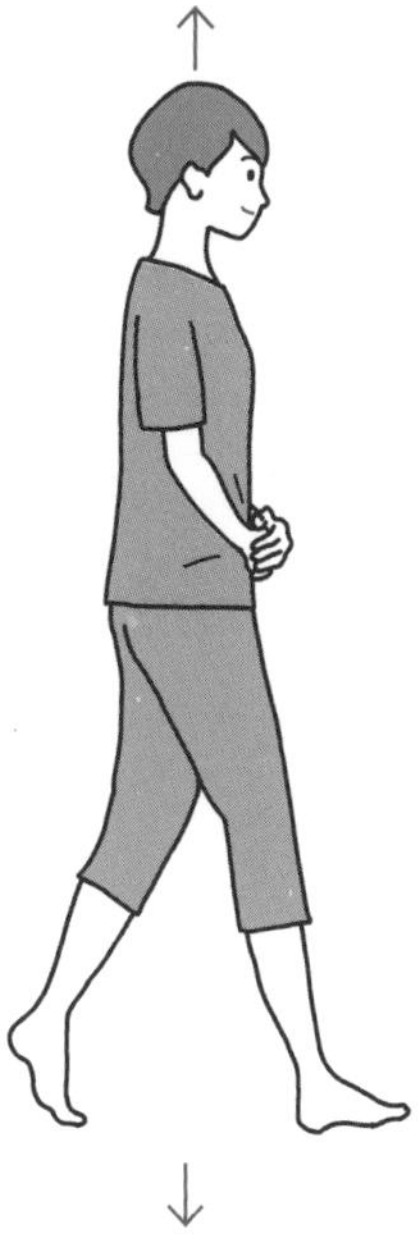

④でんでん太鼓セルフケア

腕を左右に振る体操です。

〈セルフケアの方法〉

① 太極拳の基本姿勢をとります。百会が天井から吊られているイメージを持ちます。

② 次に、つま先を前に向けたまま少し膝を曲げます。この時、丹田を意識し、丹田が下に沈むイメージを持ちます。

③ 百会は上に、丹田は下に同時に引っ張られるイメージを持ちながら、「でんでん太鼓」のように、両腕を左右に30秒ほど振ります。

④ 腕自体を振るのではなく、身体の軸が動くのに合わせて勝手に腕が振られるイメージです。腕は完全に脱力します。

動画はコチラ！

でんでん太鼓セルフケア

① 頭(百会)が天井から吊られているイメージで真っ直ぐ立つ

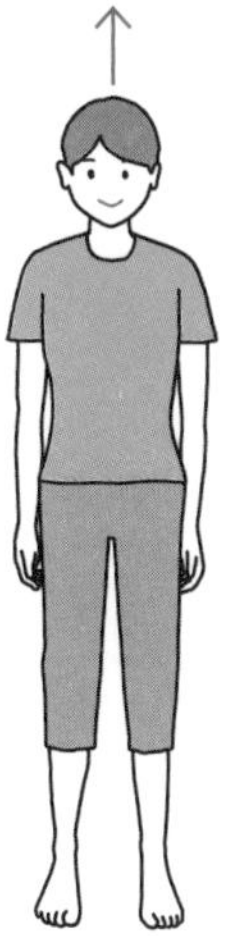

② 少し膝を曲げ、丹田を意識する

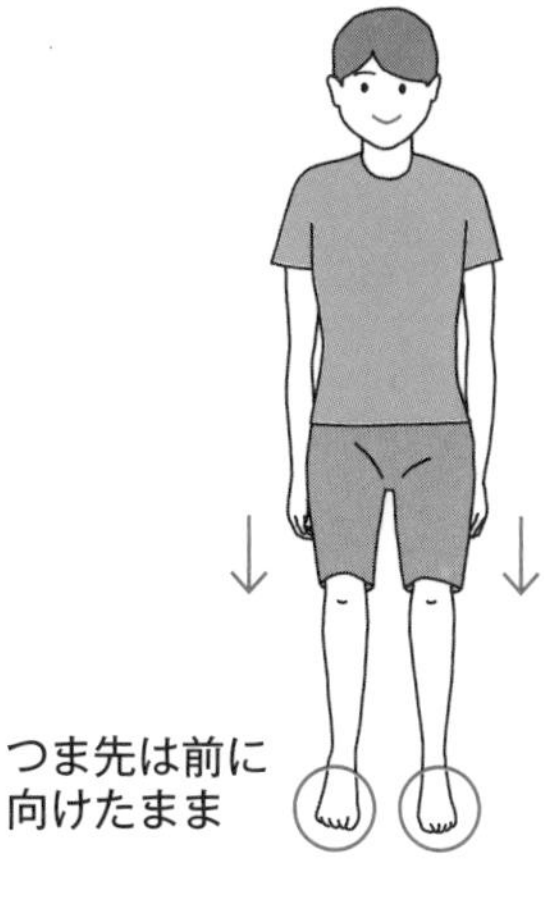

③ 「でんでん太鼓」のように、両腕を左右にぶらぶらと30秒振る

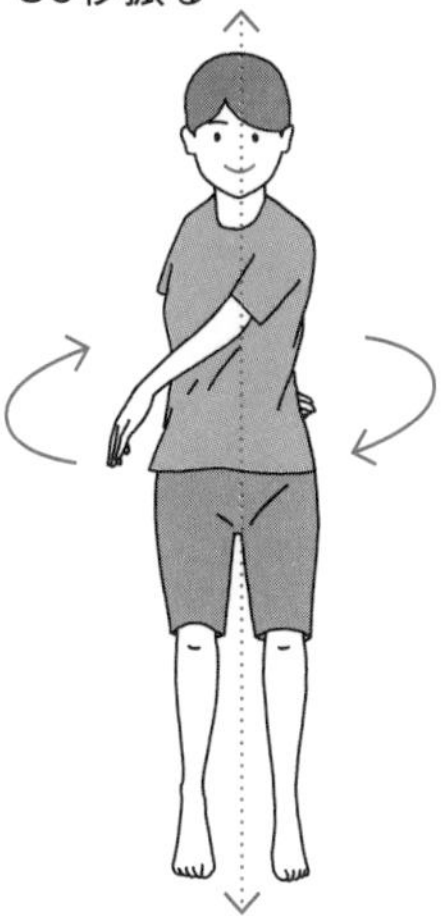

④ 腕は脱力し、身体の軸を回転させるのに合わせて腕を振る(首から上は固定する)

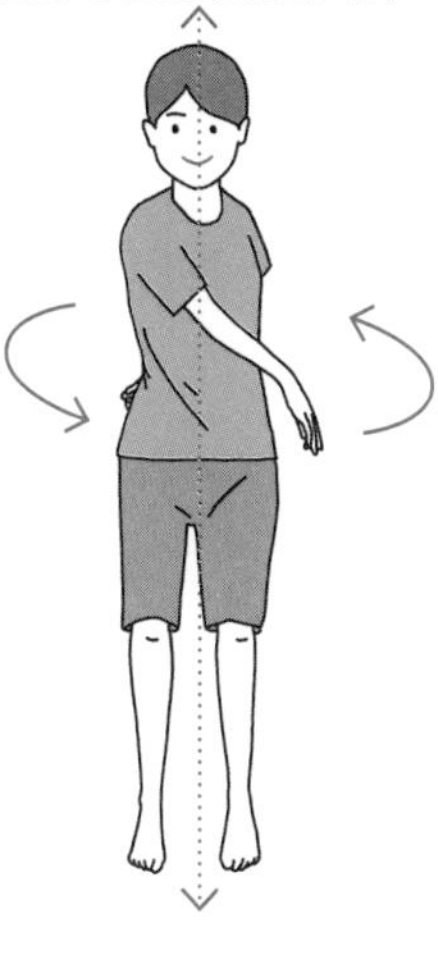

⑤立ってぶらぶらセルフケア

腕を前後に振る体操です。

〈セルフケアの方法〉

① 真っ直ぐに立ちます。

② 頭（百会）が上から吊られている感覚をキープしてください。

③ 首から上は固定して（動かないようにする）、腕を前後にゆっくりと、手の重さを使って、振り子のように胸ぐらいの高さまで前後にぶらぶらと振ります。

④ 30秒ぐらい振ります。

※上から吊られる感覚を大事にしてください。肩から下は脱力してください。腕は高く上げなくても大丈夫です。できる範囲で構いません。

▲
動画はコチラ！

立ってぶらぶらセルフケア

① 真っ直ぐ立つ

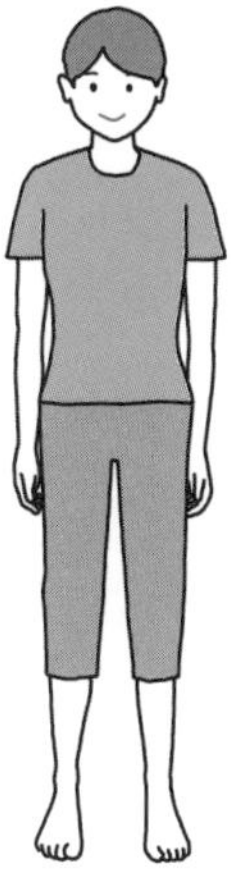

② 頭(百会)が上から吊られるイメージで

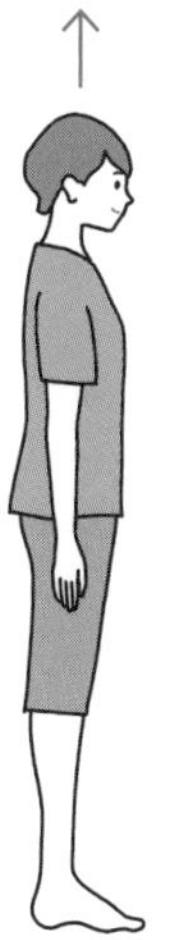

③ 腕を前後にゆっくりと、振り子のように30秒ほどぶらぶら振る

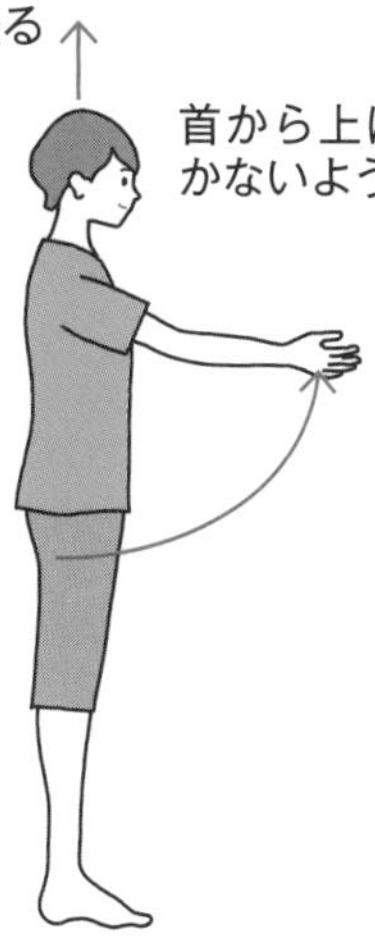
首から上は動かないように

④ 後ろは高く上げなくてもOK

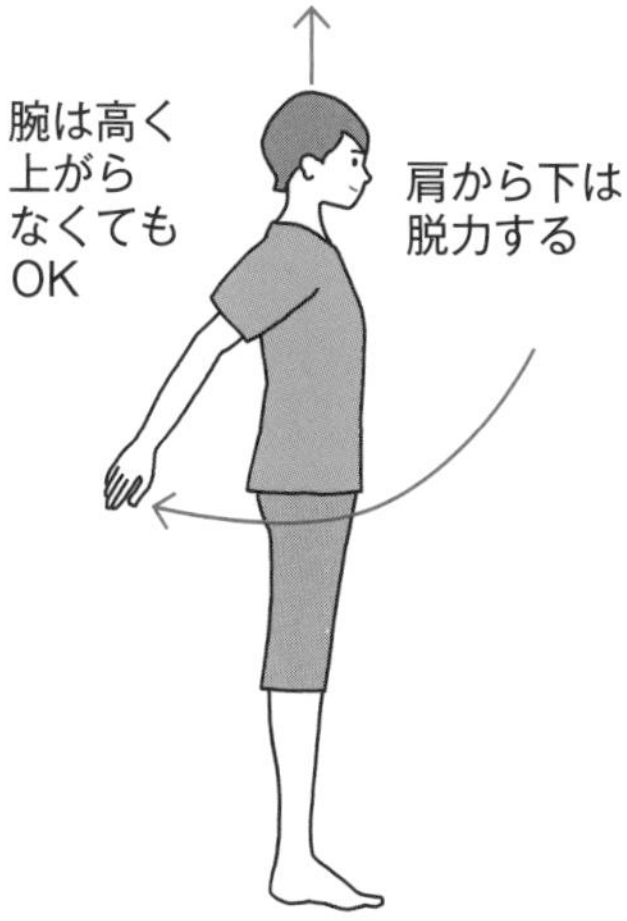
腕は高く上がらなくてもOK
肩から下は脱力する

⑥迷走神経（副交感神経）セルフケア（立ちバージョン）

②番をもう一度、立って行います。立って行う以外は②と同じです。

動画はコチラ！

〈セルフケアの方法〉

① 真っ直ぐに立ちます。
② 親指とそれ以外の4本の指で耳を挟みます。
③ その時、親指は耳の後ろの窪みのあたり（完骨）に置きます。
④ 息を吸いながらお腹を膨らませます（腹式呼吸）。
⑤ 指全体で頭を上に押し上げます。
⑥ 息を吐きながら力を抜き、指で頭を元の位置に戻します。

※5回繰り返します。
※親指に力を入れて、強めにしっかり押し上げるのがコツです。

迷走神経（副交感神経）セルフケア（立ちバージョン）

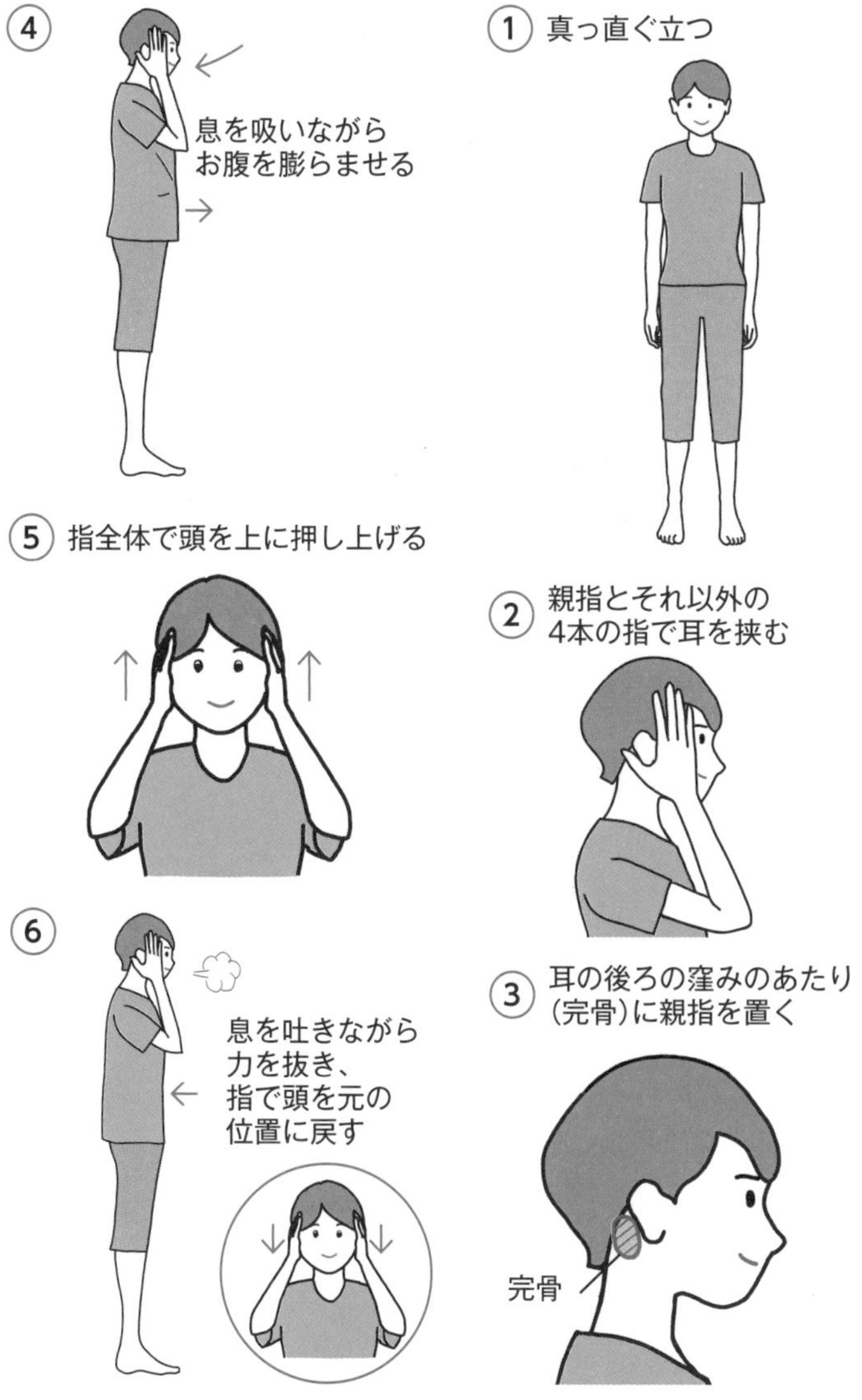
① 真っ直ぐ立つ
② 親指とそれ以外の
4本の指で耳を挟む
③ 耳の後ろの窪みのあたり
（完骨）に親指を置く
完骨
④
息を吸いながら
お腹を膨らませる
⑤ 指全体で頭を上に押し上げる
⑥
息を吐きながら
力を抜き、
指で頭を元の
位置に戻す

⑦天吊りのツボ押しセルフケア

「百会（ひゃくえ）」と呼ばれる天吊りのツボを押すセルフケアです。

動画はコチラ！

〈セルフケアの方法〉

① 床に仰向けに寝ます。
② 両膝・両足首をつけ、両膝を立てます。
③ 両手の中3本の指（人差し指・中薬・薬指）で、百会を押します。
④ 百会を押しながら、両膝を揃えて、脚を床に着くまで倒します。左右に5往復行います。膝が床に着かない場合は、左右に傾けるだけでもＯＫです。

※5回以上行ってもＯＫです。腰が痛い人は、次第に腰も緩むので楽になります。

天吊りのツボ押しセルフケア

① 仰向けに寝る

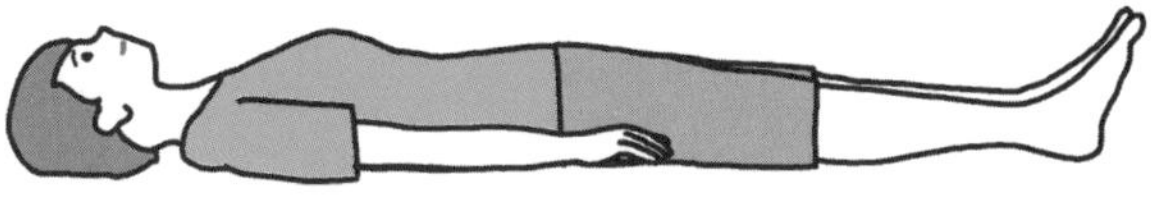

② 両膝・両足首をつけ、両膝を立てる

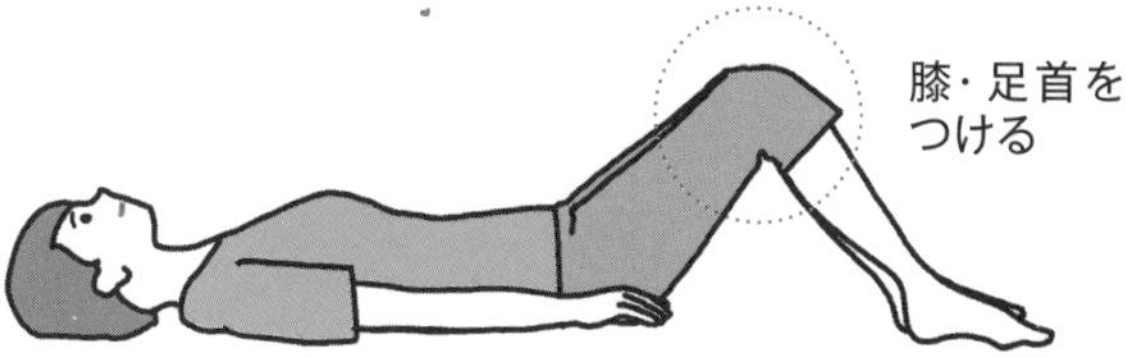

③ 両手を図のような形にし、人差し指・中指・薬指の3本で百会を押す

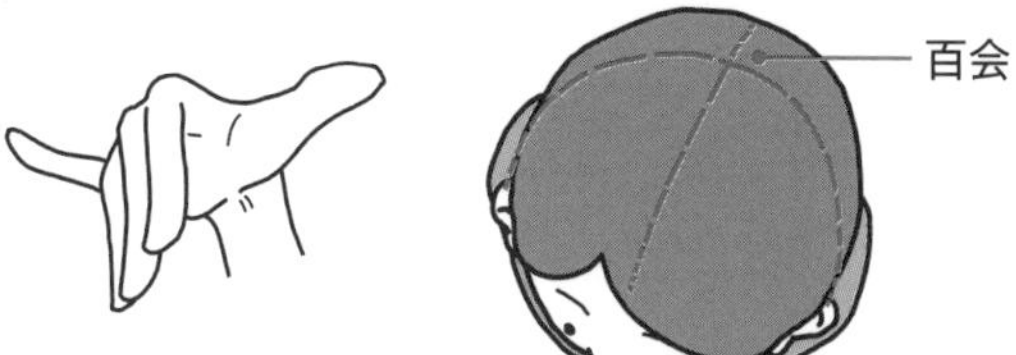

④ 百会を押しながら、両膝を左右に倒す。5往復行う

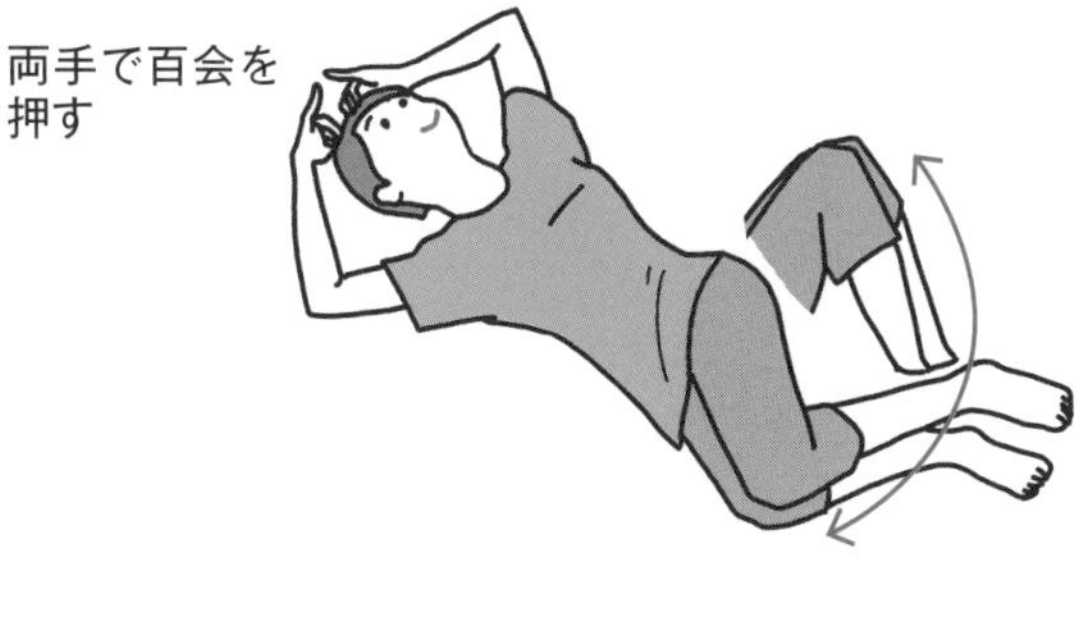

⑧盆《ぼん》の窪《くぼ》を押すセルフケア

「盆の窪（ぼんのくぼ）」と呼ばれる首の後ろのツボを刺激するセルフケアです。盆の窪は、首の後ろ、うなじの中央の少し窪んだ箇所です。

▲動画はコチラ！

〈セルフケアの方法〉

① 床に仰向けに寝ます。
② 両膝・両足首をつけ、両膝を立てます。
③ 同時に、両手の2本の指（人差し指・中指）を盆の窪に当てます。
④ 指で盆の窪を押しながら、両膝を揃えて、脚を左右に床に着くまで倒します。着かない時は、左右に傾けるだけでもＯＫです。左右5往復行います。

盆の窪を押すセルフケア

① 仰向けに寝る

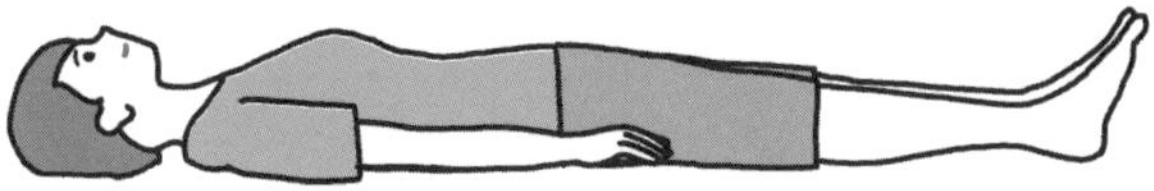

② 両膝・両足首をつけ、両膝を立てる

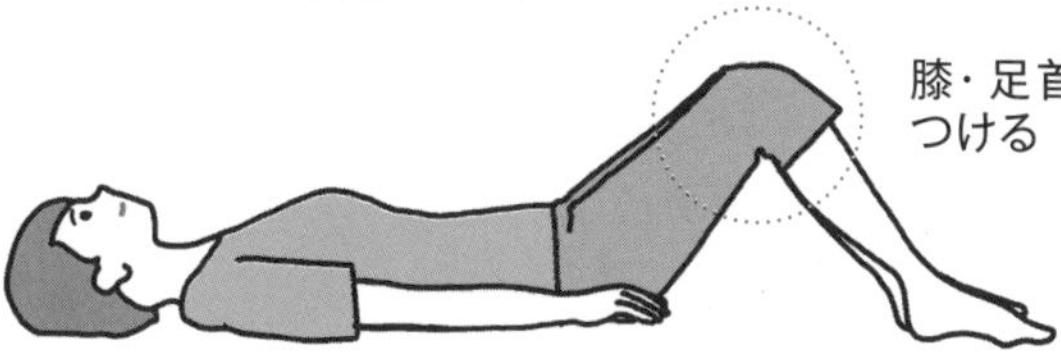
膝・足首をつける

③ 両手を図のような形にし、人差し指・中指を盆の窪に当てる

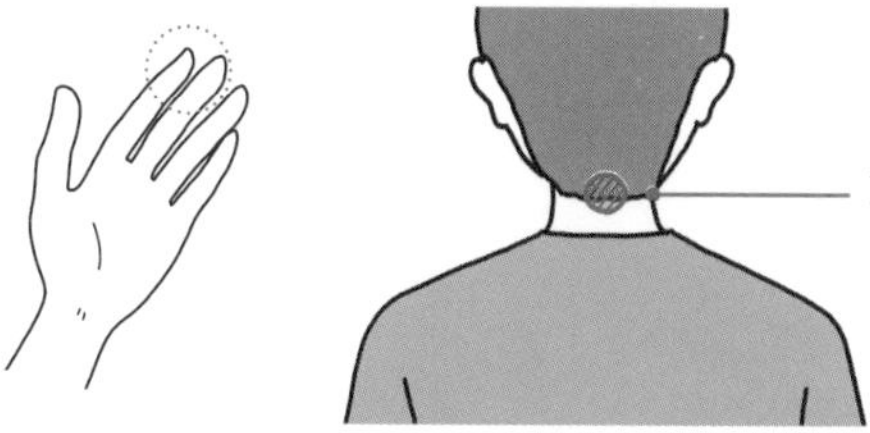
盆の窪＝首の後ろ側、うなじの中央の少し窪んだ部分

④ 盆の窪を押しながら、両膝を左右に倒す。5往復行う

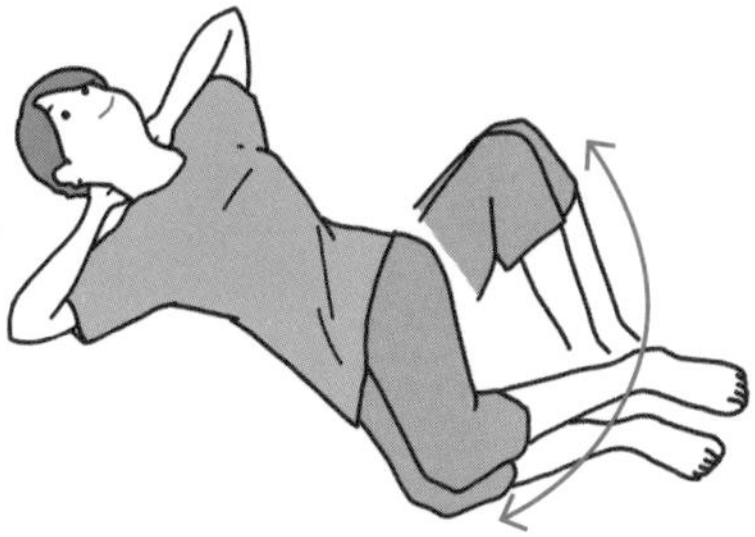
両手で盆の窪を押す

⑨迷走神経（副交感神経）セルフケア（寝るバージョン）

②番をもう一度、寝た姿勢で行います。寝て行う以外は②と同じです。

〈セルフケアの方法〉

① 床に仰向けに寝ます。
② 親指とそれ以外の４本の指で耳を挟みます。
③ その時、親指は耳の後ろの窪みのあたり（完骨）に置きます。
④ 息を吸いながらお腹を膨らませます（腹式呼吸）。
⑤ 指全体で頭を上に押し上げます。
⑥ 息を吐きながら力を抜き、指で頭を元の位置に戻します。

※５回繰り返します。
※親指に力を入れて、強めにしっかり押し上げるのがコツです。

▲
動画はコチラ！

迷走神経（副交感神経）セルフケア（寝るバージョン）

① 床に仰向けに寝る

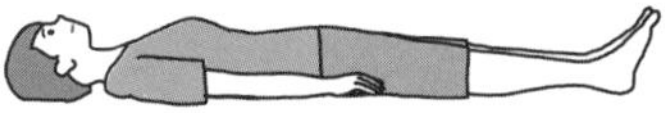

② 親指とそれ以外の
4本の指で耳を挟む

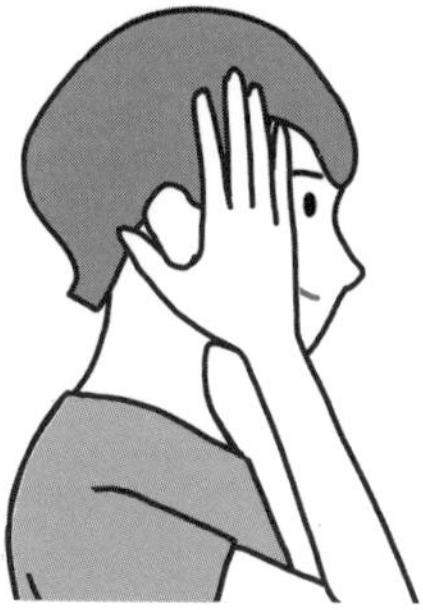

③ 耳の後ろの窪みのあたり
（完骨）に親指を置く

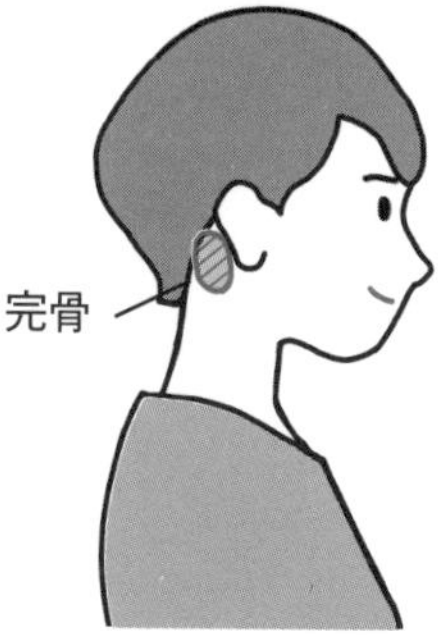

④ 息を吸いながら
お腹を膨らませる

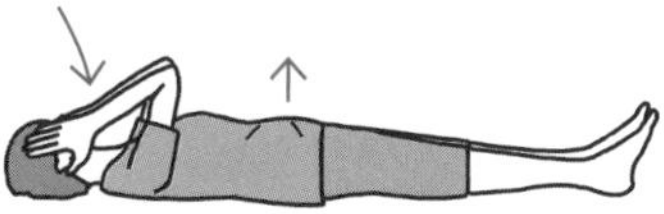

⑤ 指全体で頭を上に押し上げる

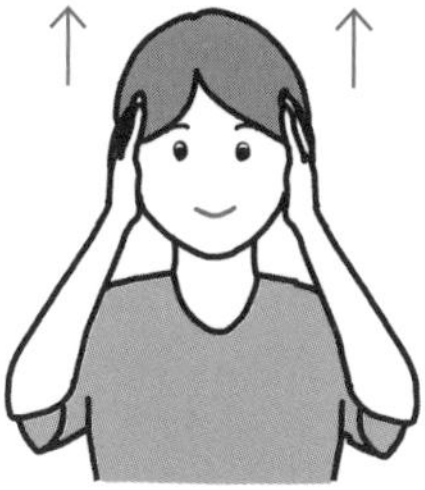

⑥ 息を吐きながら力を抜き、
指で頭を元の位置に戻す

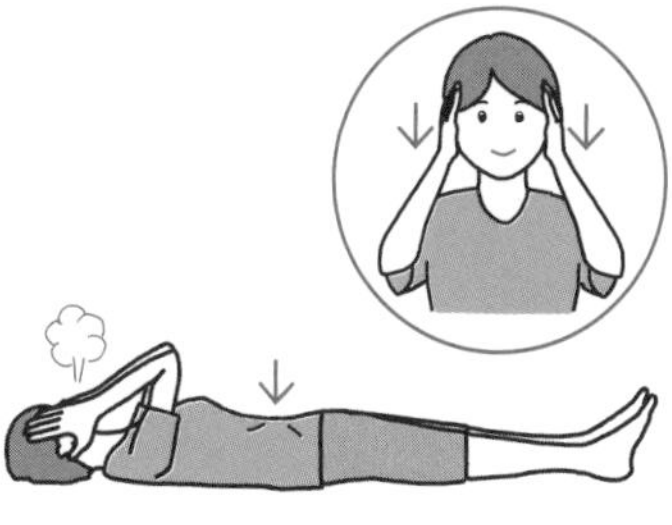

⑩首を緩めるツボ（外関・曲池・上四瀆）を押すセルフケア

最後に、ダメ押しとして①番（62〜63ページ）をもう一度繰り返します。

A 外関《がいかん》
手首の関節から上に指3本のところです。

B 曲池《きょくち》
曲げた腕の外側の、押してみてズキンと痛みを感じるところです。

QRコード
▲
動画はコチラ！

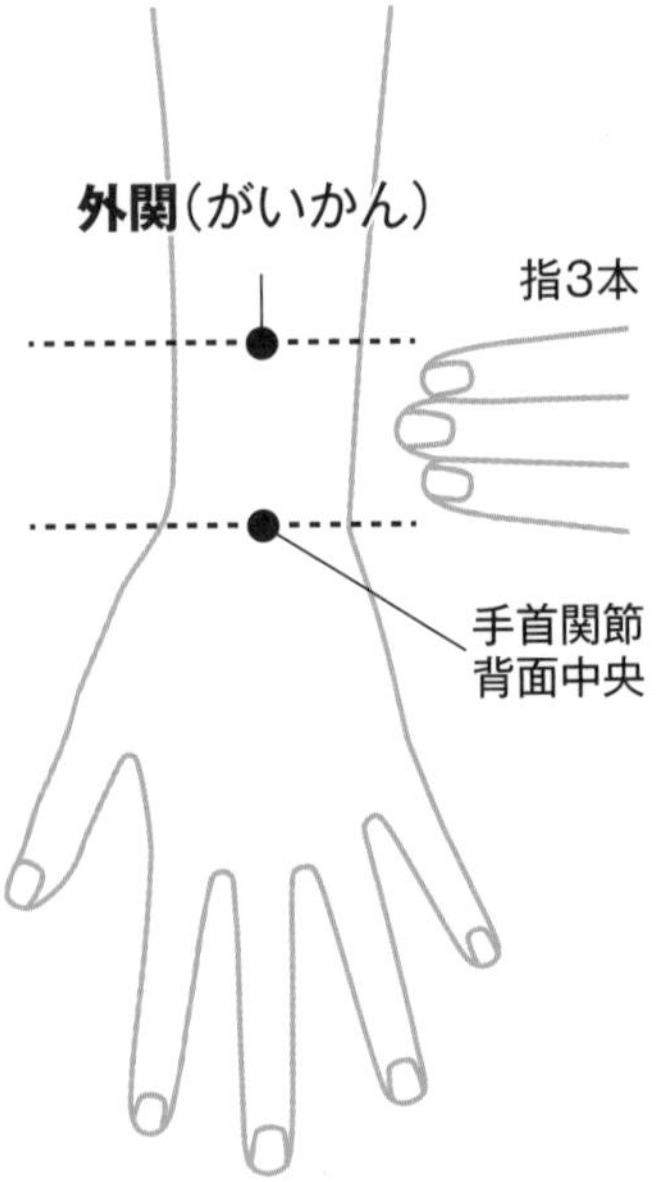

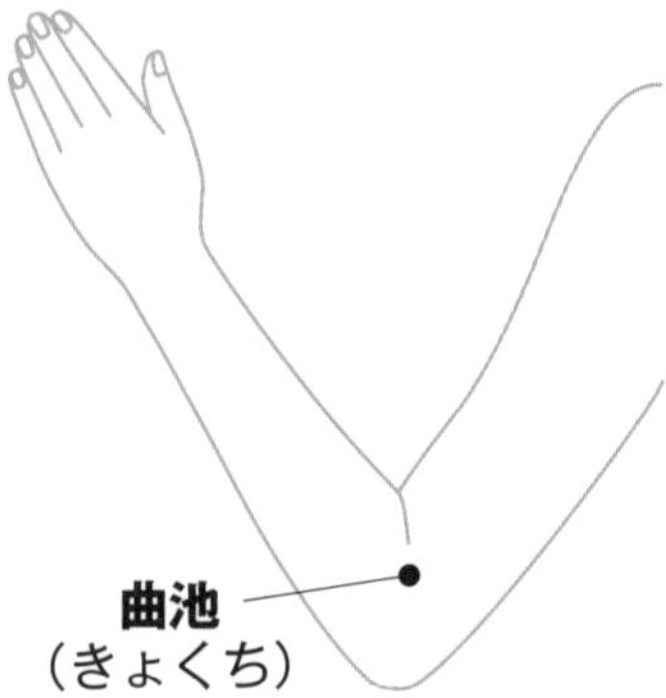

C 上四瀆《かみしとく》

手首から肘《ひじ》までの距離の、肘から3分の1ぐらいのところです。

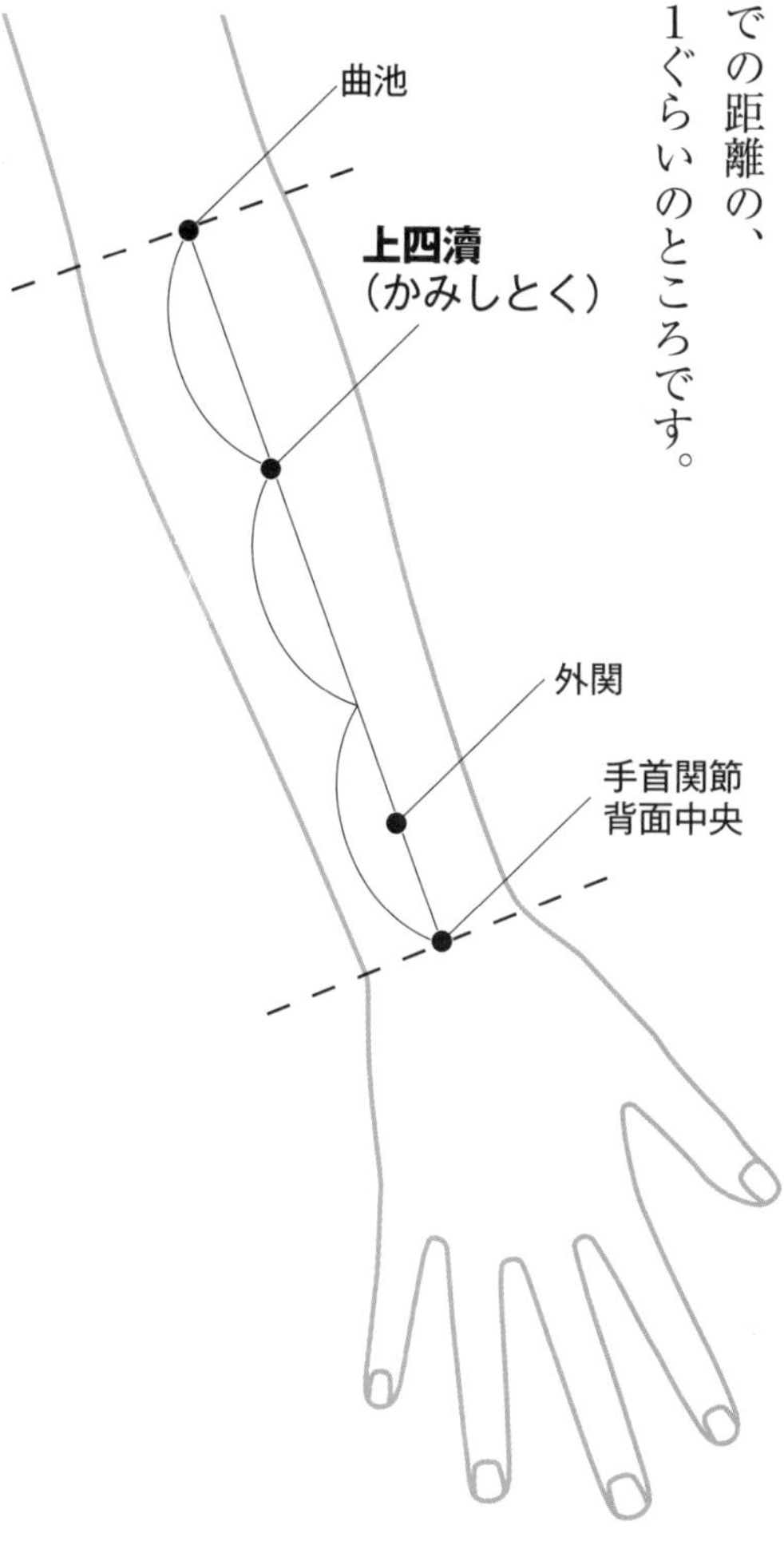

これらの3箇所を、「トントントントン」と、それぞれ3回、細い棒の先を押し当てて、軽く押してください。それだけです。

痛さを感じるようではダメです。あくまでも「軽く押して」ください。

第四章

内臓ケアのツボ

刺さない鍼治療による内臓ケア

ここまで、首を緩めるセルフケアの方法をお伝えしてきました。

この章では、内臓ケアのための刺さない鍼によるセルフケア「ツボトントン」をお教えします。

第三章の①、首を緩めるツボを押すセルフケア（61～63ページ）の方法と同じです。

この「ツボトントン」は私の治療院で行っている刺さない鍼治療を応用した方法です。

鍼というと、国家資格を持っている人しかできない治療法というイメージがあると思います。

確かに「本物の鍼治療」はその通りです。

けれども、ここで私が皆さんにお伝えしたいのは、「つまようじ」や「ボールペンの先」

を使って行う刺さない鍼によるセルフケア「ツボトントン」です。

第一章の「内臓が疲労していたら、健康は手に入らない」でもお話をしましたが、「この箇所が弱っているのかな」と感じたら、あるいはご自分の症状から「この部位を元気にすればいいのかな」と思ったら、該当するページを開いて試してみてください。

このセルフケアは気が向いた時に1日数回やるだけです。

日常的に行うことで、少しずつ症状が緩和していくのを実感できると思います。

ツボを押す力は「ごくごく軽く」です。これでいいの？　と思われるぐらいに軽く「トントン」するだけで十分です。1箇所のポイントを2～3回、それを1日に2～3セット行ってください、

また補助として、押すツボに「お灸」を置くとさらに効果的です。

心臓

動悸や息切れなど、心臓の疲労によって引き起こされる症状がある時に、行っていただきたいセルフケアです。

できればゆったりできる時間帯に行うことをお勧めします。

診断ポイント　左胸椎《ひだりきょうつい》五番夾脊穴《きょうせきけつ》

胸椎の上から5つ目、第五胸椎の左側にあります。見つけるのは少し難しいので、心臓の真裏の背骨の左横を押していって痛いところがあれば、心臓が疲れています。

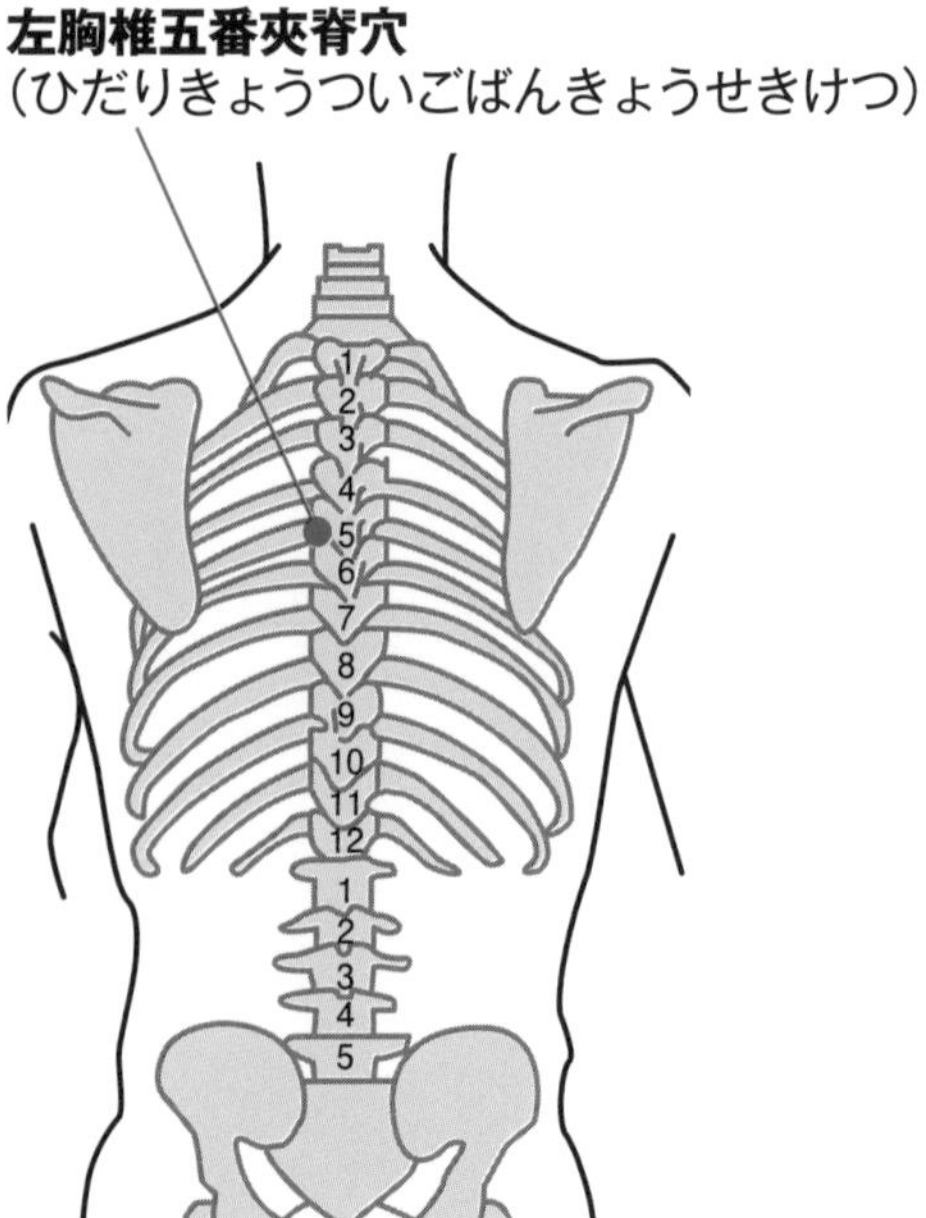

セルフケア①　左郄門《さげきもん》

左手の手首と肘を結んだ線の、肘から3分の1ぐらいのところにあるツボ「郄門」を、先述した細い棒の先で2～3回、トントンと押します。

セルフケア②　左胸椎《ひだりきょうつい》五番夾脊穴《きょうせきけつ》

夾脊穴は、背骨のすぐ横に背骨に沿ってあります。夾脊穴は、内臓全般に関係してくるツボで、心臓と関係してくるのは背中の真ん中部分のすぐ左です。手で刺激するのは難しい箇所なので、ゴルフボールなどを床に置き、背中を乗せて動かしてみてください。痛みを感じる箇所が夾脊穴です。その箇所をゴルフボールで刺激してください。

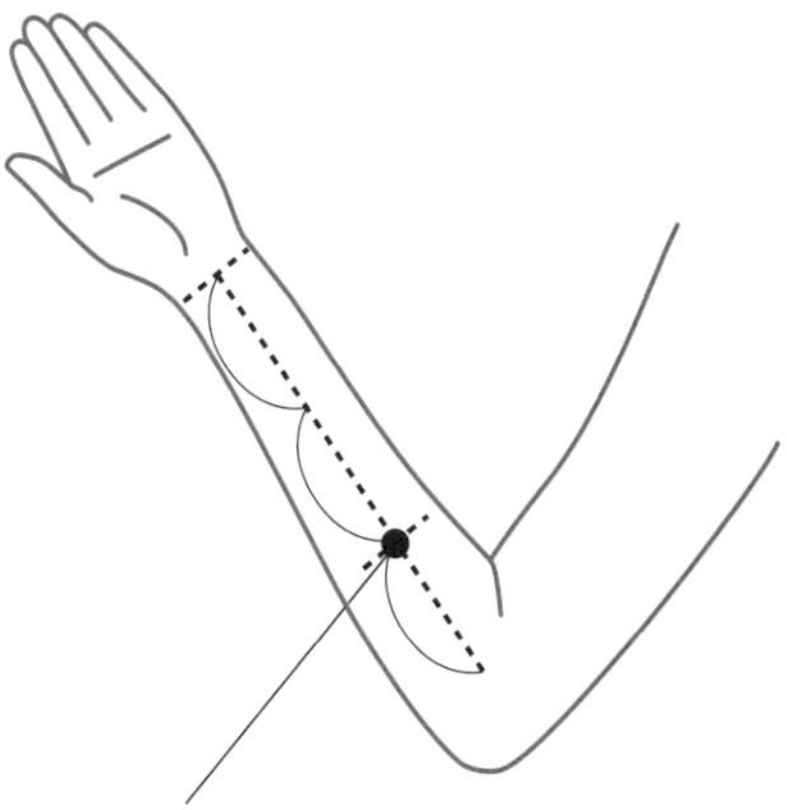

メンタル

メンタルに関係するツボです。

気持ちが落ち込んだり、鬱症状かな？　と感じた時にお勧めするセルフケアです。

診断ポイント　左周栄《しゅうえい》

鎖骨下の左周栄のポイントを指で押して痛かったら、メンタルが弱っています。その場合は、次の右滑肉《かつにく》門《もん》のツボを刺激してください。

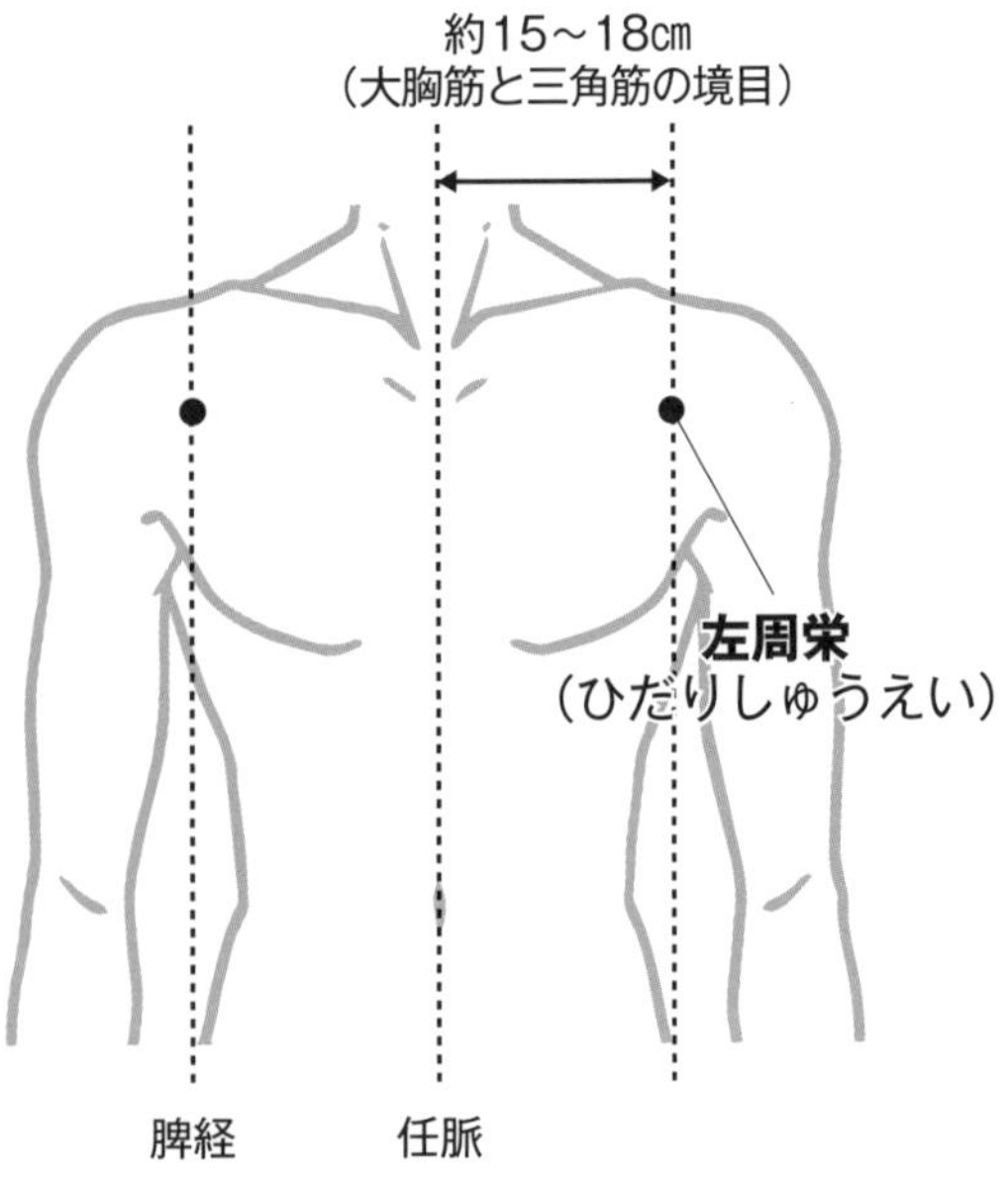

セルフケア　右滑肉門《かつにくもん》

おへその指1本分上の、指3本分右のポイントを、細い棒で2～3回、トントンと軽く押してください。

お腹周りにはほとんどの人に脂肪があるので、こんなに軽い刺激でいいのかな？　と疑問に思うかもしれませんが、皮膚への刺激だけで十分なのです。お灸を据えるのもいいです。この滑肉門を刺激することで、周栄が緩んできます。

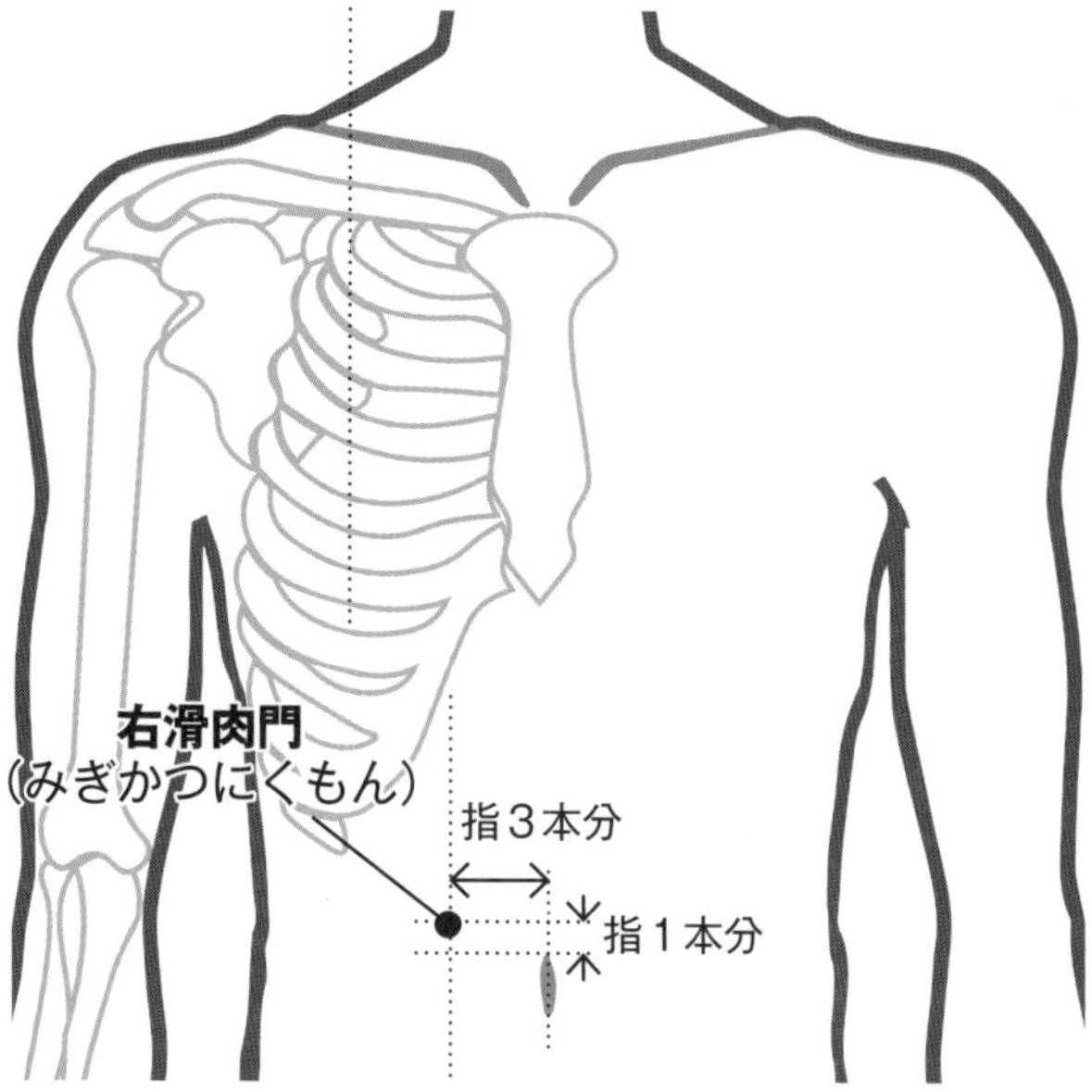

腎臓

診断ポイント　腎兪《じんゆ》・志室《ししつ》

腎臓が弱っているかどうかわかるポイントで、背中側のおへその裏ぐらいの位置にあります。押してみて痛みを感じるようなら、腎臓が弱っています。

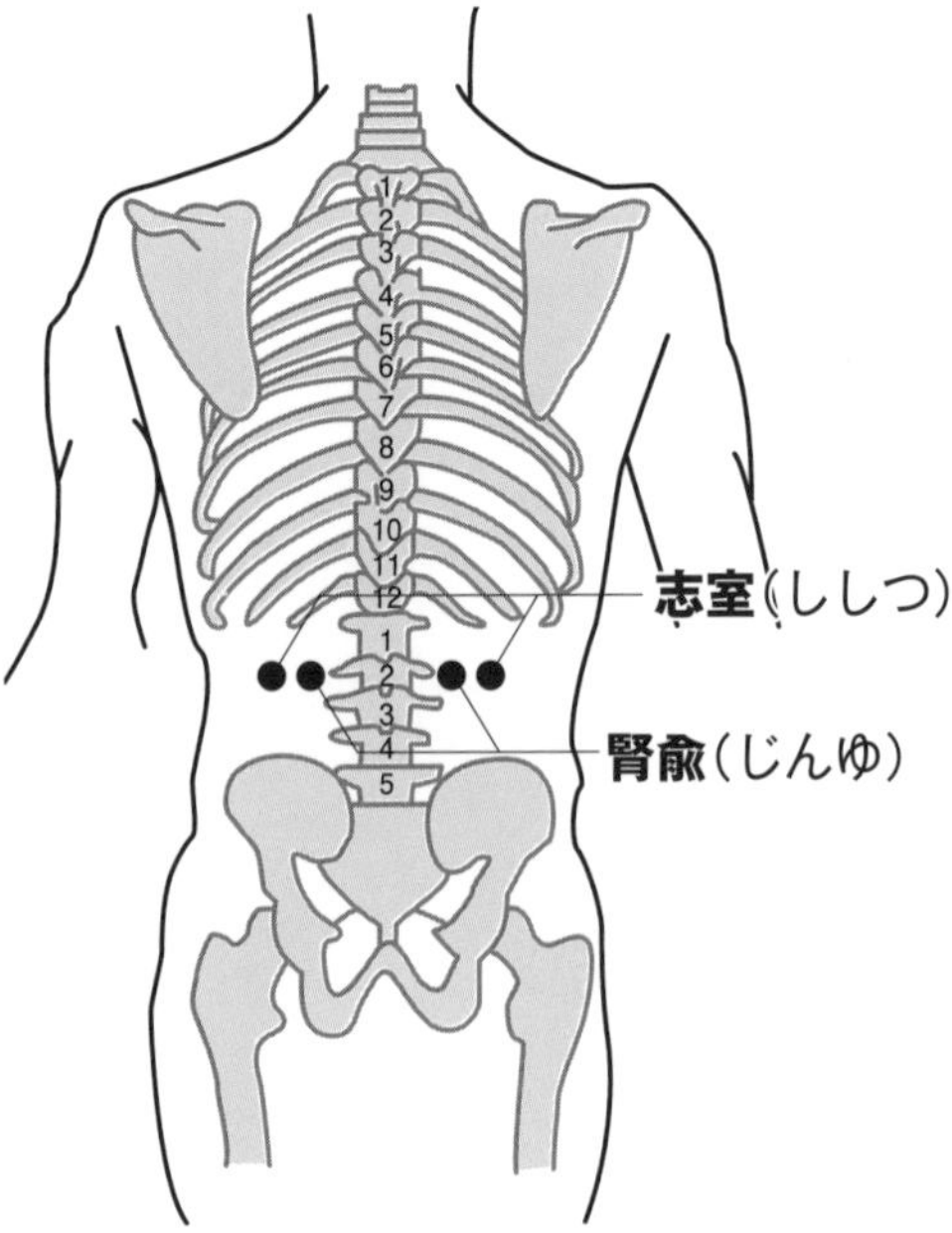

セルフケア①　復溜《ふくりゅう》

腎兪・志室を刺激して痛みがあるようなら、復溜を刺激してください。復溜は、くるぶしの後ろから指3本ぐらい上にあるツボです。ここを細い棒でトントンと2～3回押してください。お灸を置くのもいいです。棒での刺激とお灸は併用しても構いません。両足を行ってください。

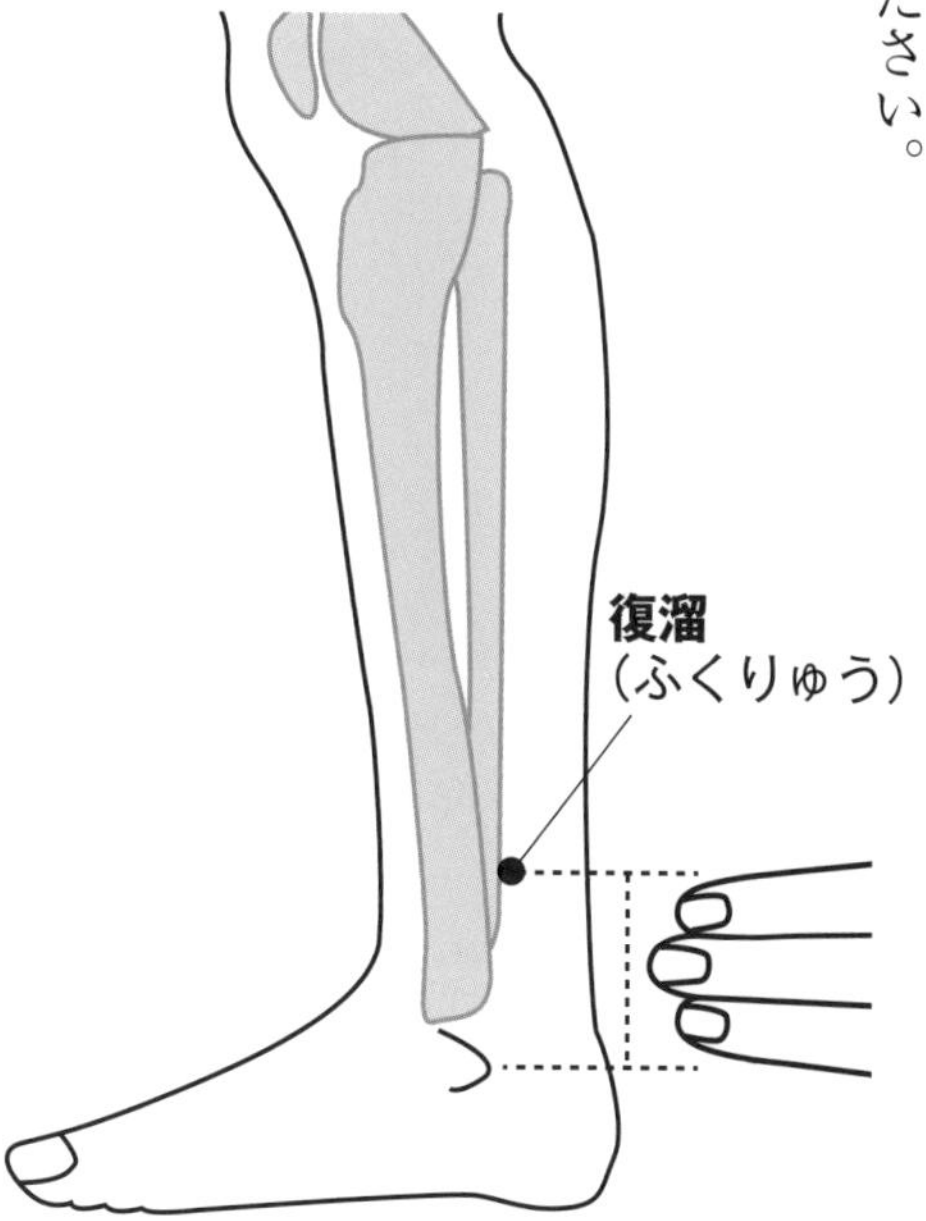

※内くるぶしの後ろのくぼみから
指3本分上の位置

セルフケア②　腎《じん》兪《ゆ》・志《し》室《しつ》

診断ポイントの腎兪・志室を手で押してもいいし、テニスボールを床に置き、腰を乗せてツボを刺激してください。また、お灸を据えるのもいいです。

副腎

診断ポイント　おへその4時・8時

おへそを時計に見立てて、4時と8時のポイントを2〜3回押してみてください。硬かったり、痛みや違和感を感じるようなら、副腎が疲労しています。次の照海《しょうかい》を刺激してください。

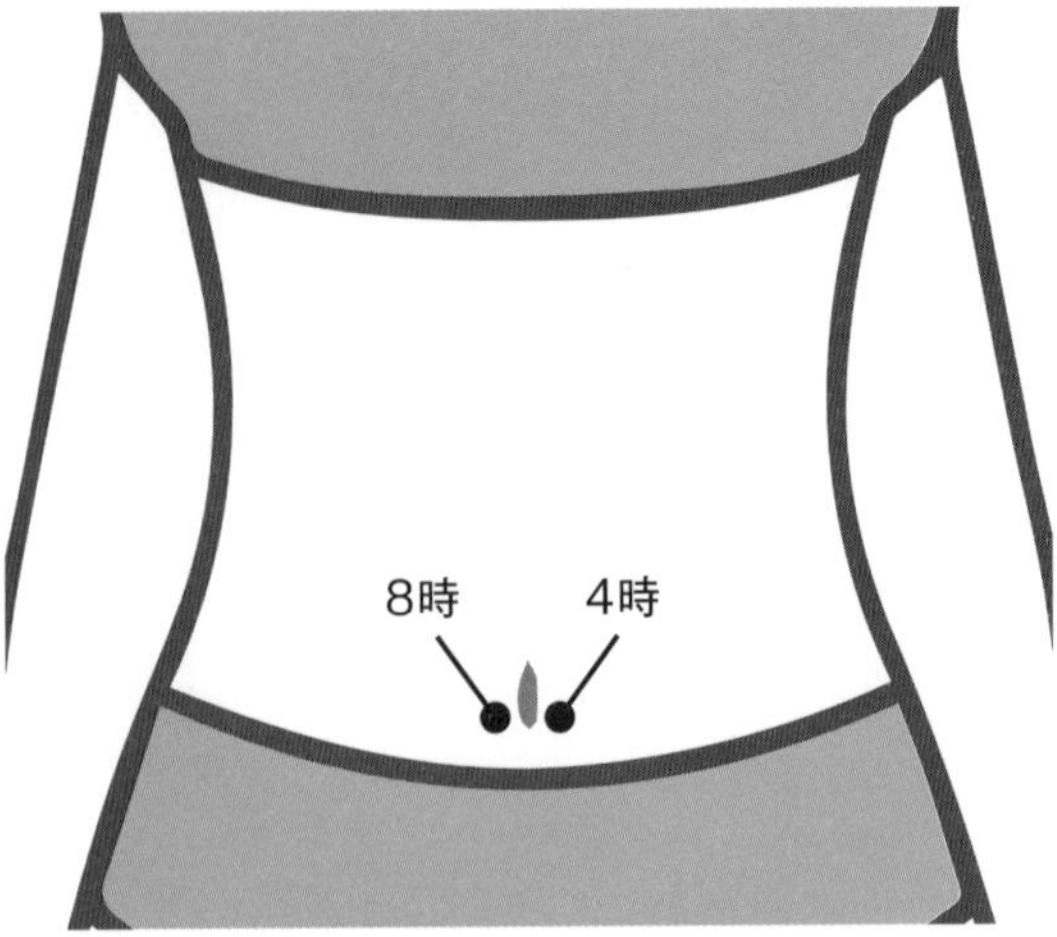

セルフケア　照海《しょうかい》

両足の内側のくるぶしの下の少し凹んでいる箇所です。ここを細い棒で2～3回、トントンと押してください。お灸を据えるのもいいです。

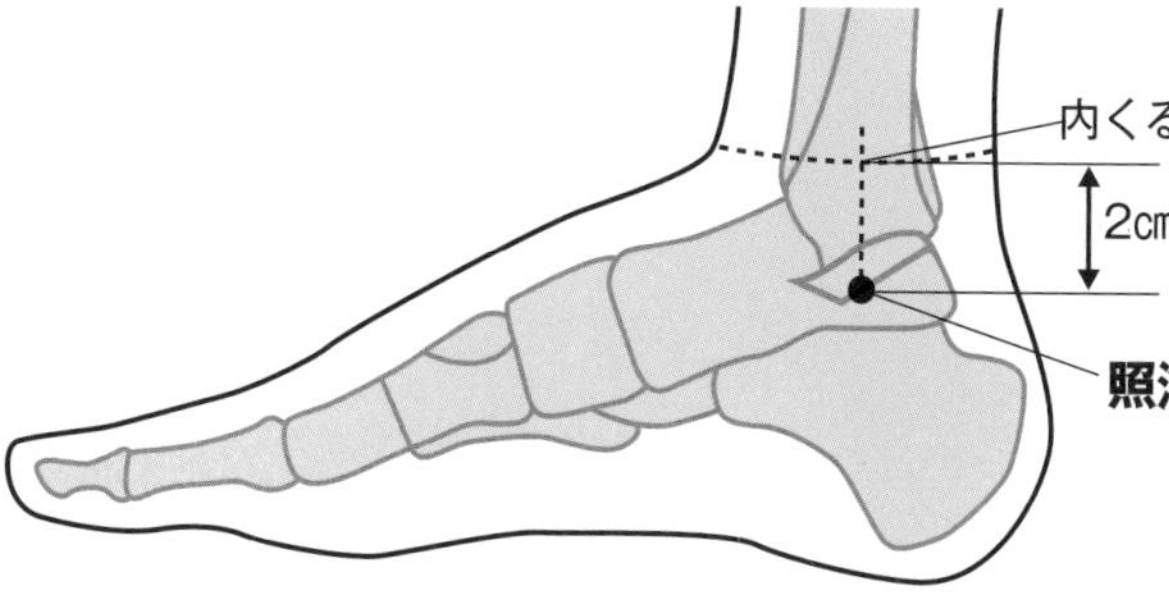

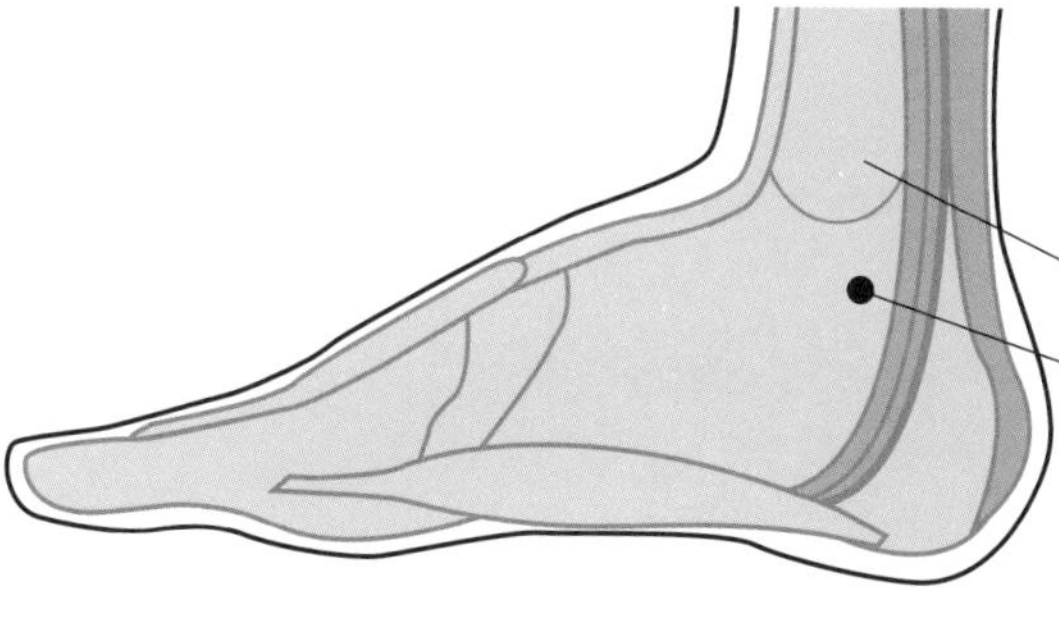

膵臓

甘いものの摂り過ぎなどの時に反応します。

診断ポイント　右関門《かんもん》

別名、シュガーポイントとも呼ばれるツボです。押すと痛みを感じるポイントで、ここも診断点です。おへそから右45度上がって肋骨とおへその中間点を押してみてください。痛みや違和感を感じるようなら、次の右太白《たいはく》を刺激してください。

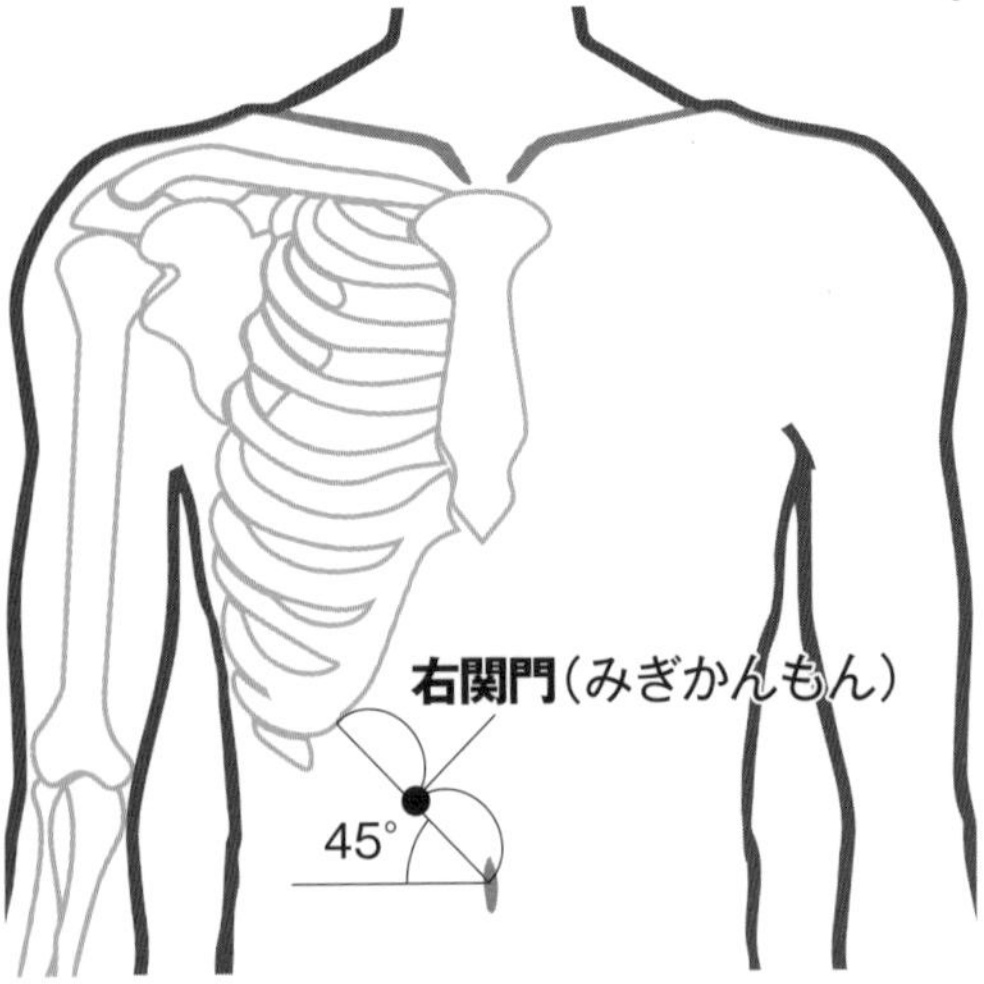

セルフケア　右太白《たいはく》

右足親指の付け根よりも少し後ろ側の、指で押すと少し凹む箇所が太白です。

ここを細い棒で2~3回、トントンと刺激してください。お灸を据えるのもいいです。

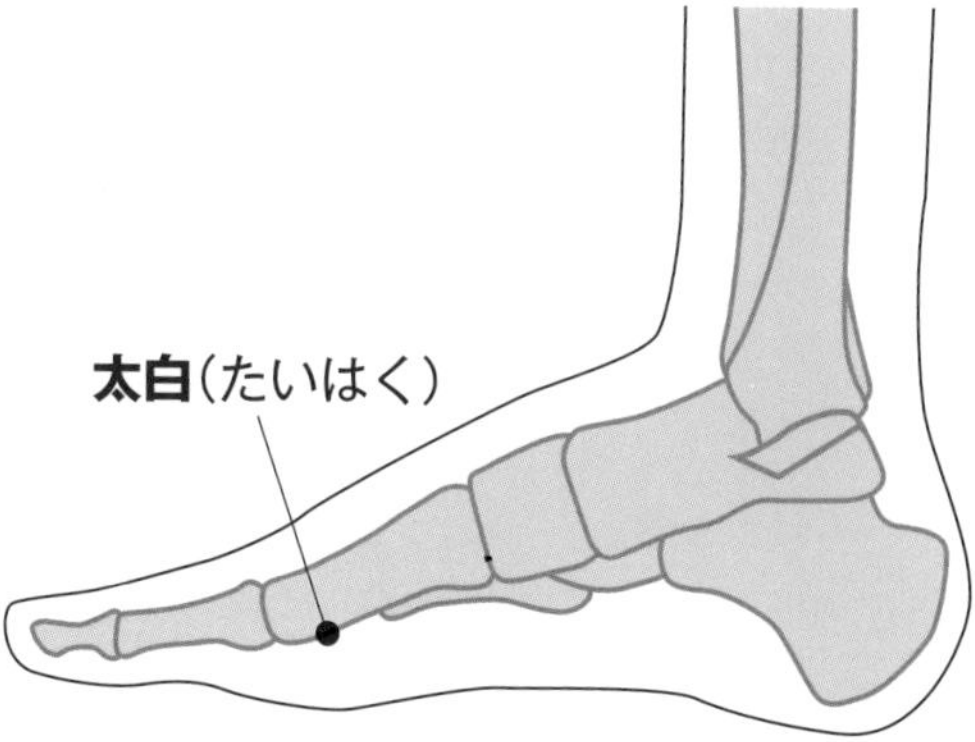

扁　桃

発熱や喉の痛みがある時に行ってください。

診断ポイント　天牖《てんゆう》

耳の斜め下あたりの箇所が天牖です。首の両側のこの箇所を押してみてください。コリコリと硬くなっていて、痛みや違和感を感じるようなら、次ページの2つのツボを刺激してください。

天牖は診断ポイントではありますが、ここにお灸を据えるのもいいです。お灸が使いにくいなら、スプーンを温めてこのポイントに当てる方法もあります。

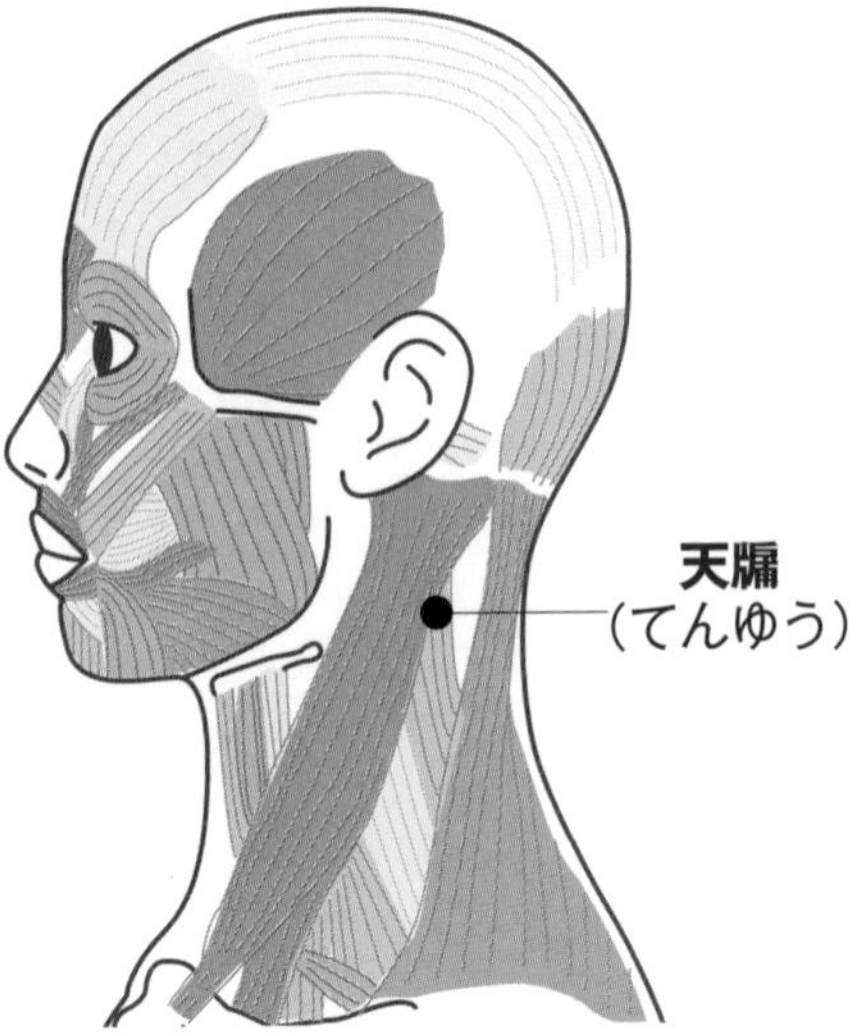

セルフケア① 曲池《きょくち》

曲げた腕の外側の押してみて痛む箇所です。

両手のこの箇所を細い棒でトントンと、2~3回押してください。

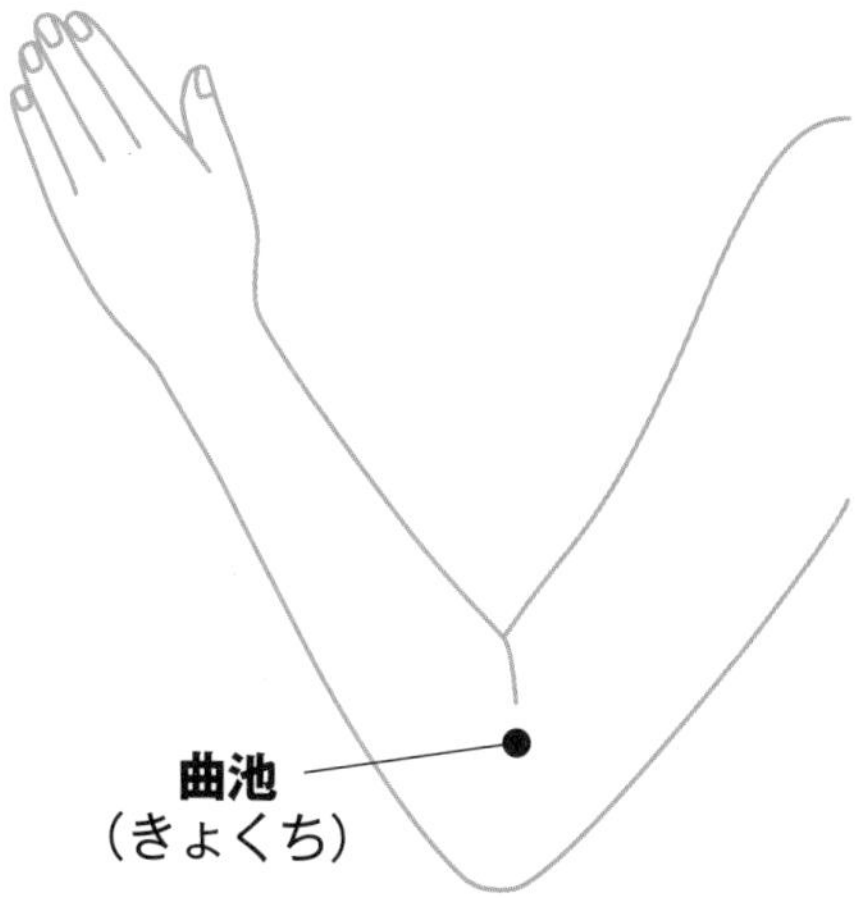

セルフケア② 尺沢《しゃくたく》

肘の内側の凹んでいる箇所です。

両手のこの箇所を細い棒でトントンと、2~3回押してください。

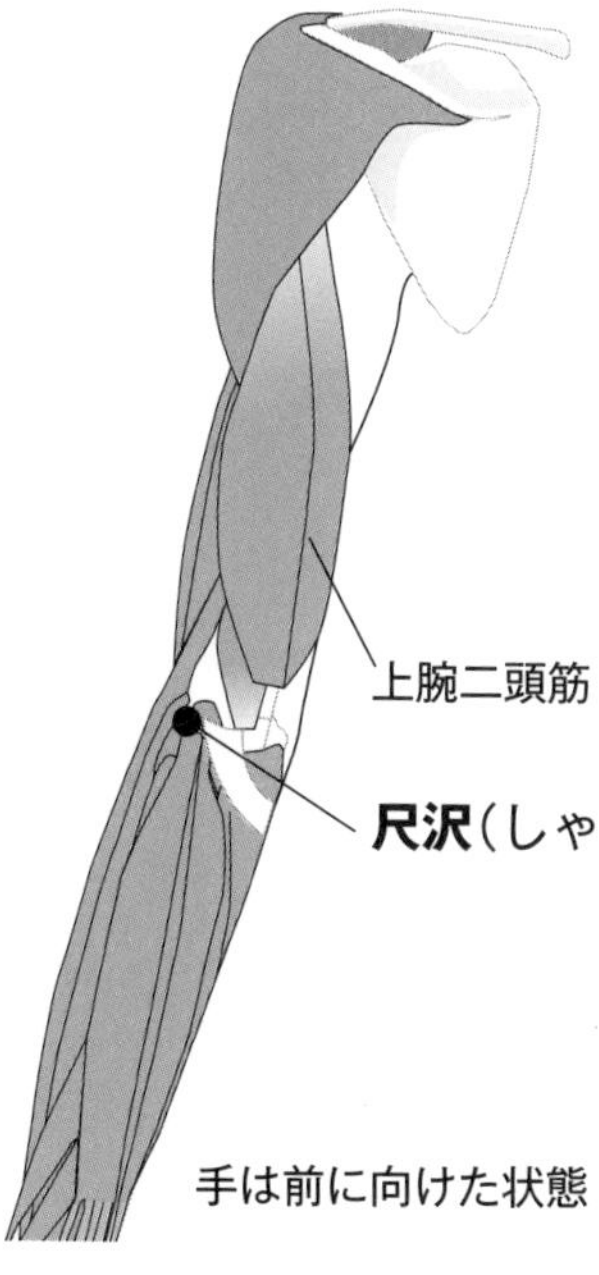

肝臓

診断ポイント　期門《きもん》

みぞおちから肋骨へ指を動かし、押して痛みや硬さを感じる箇所です。

左右両方の期門を刺激してみて、右側の痛みが強いようなら、肝臓が弱っています。

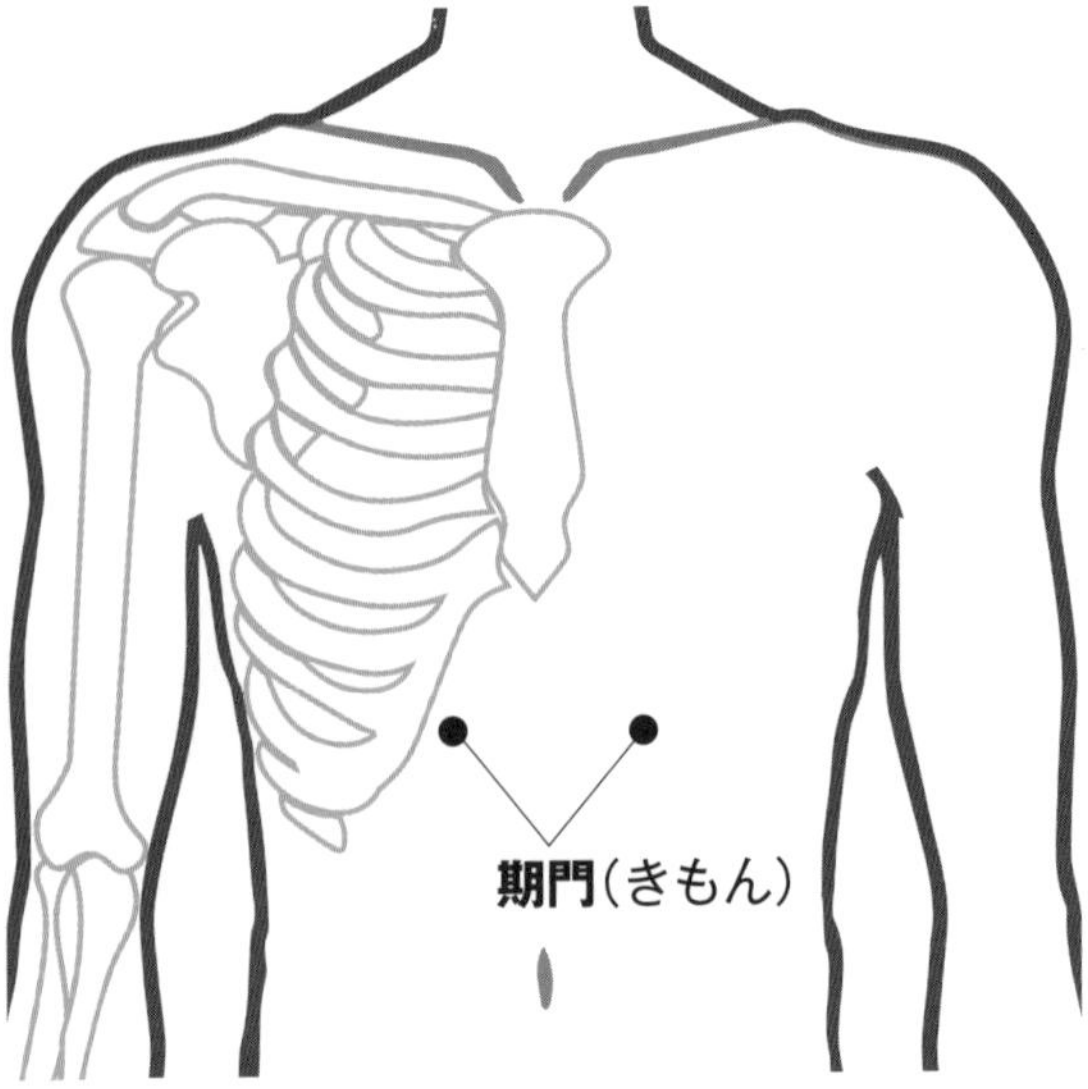

セルフケア　太衝《たいしょう》

右足の甲の、親指と人差し指の間の少し凹んだ箇所を足首のほうへ辿っていって、凹みがなくなった箇所が太衝です。

ここを細い棒で2～3回、トントンと押してください。お灸を据えるのもいいです。

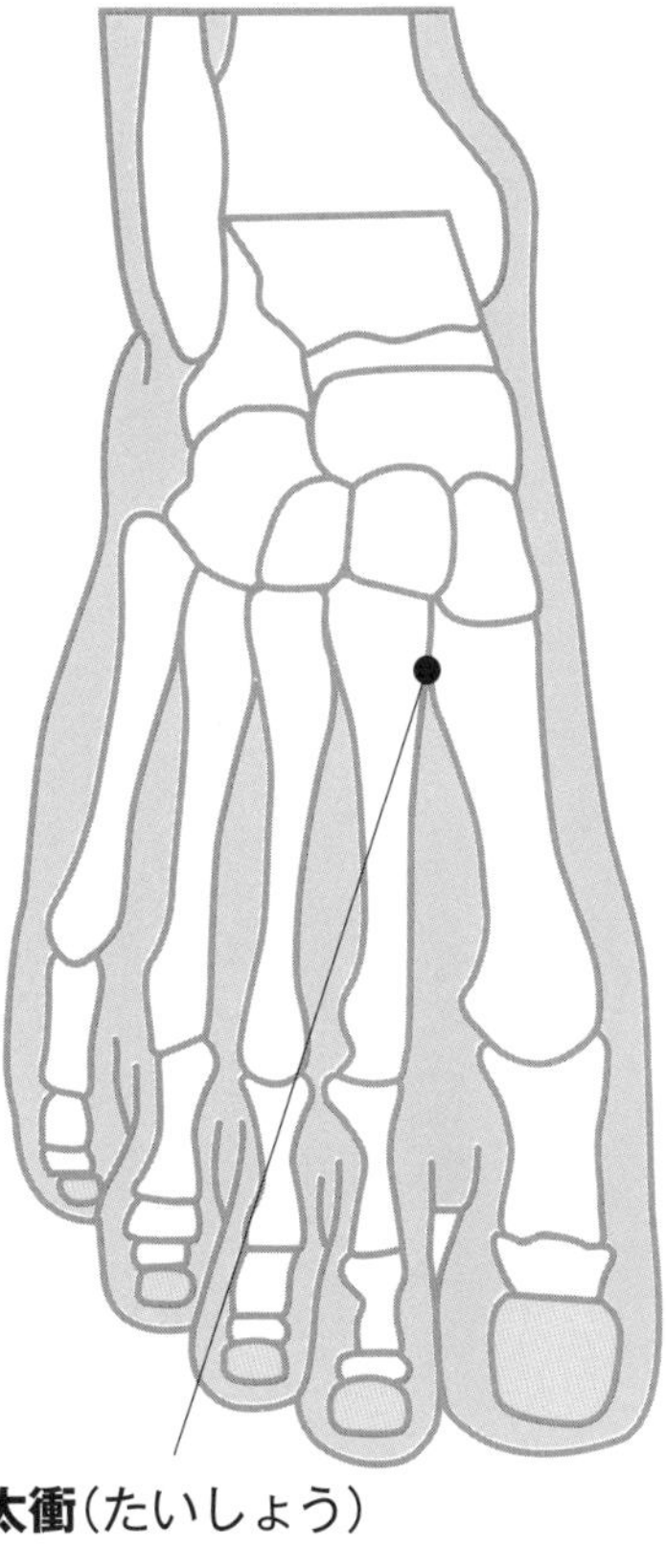

胃腸

胃腸が重いなと感じたら、行ってください。

診断ポイント　中脘《ちゅうかん》

おへそとみぞおちを結んだ線上の真ん中あたりを押して、痛い・苦しい・気持ち悪いと感じたら、胃腸が疲れています。

セルフケア　足三里《あしさんり》

脛《すね》に沿って下から指を押し上げていくと、指が骨に当たって止まる箇所があります。その少し外側（骨のキワ）が足三里です。

ここを細い棒でトントンと、2～3回押してください。両脚で行います。

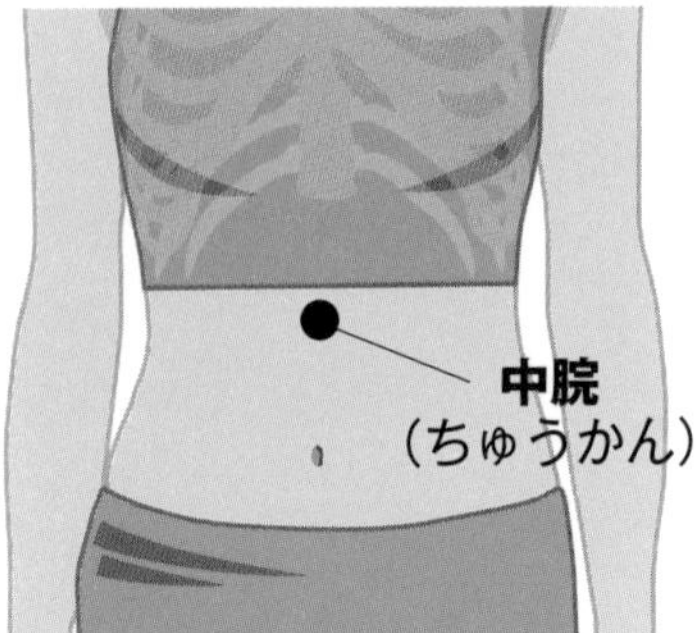

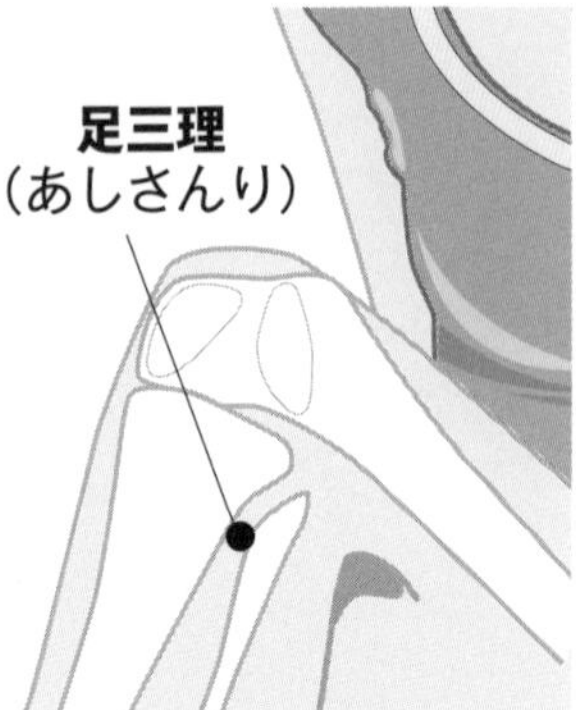

第五章

心と身体のつながり

心と身体はつながっている

私はいつも患者さんに「心と身体はつながっている」とお伝えしています。

「身体」という器に、「心」が乗っている状態です。

「器」が壊れていたら、「心」は乱れるし、「心」が乱れていたら、「器」は壊れてしまいます。

耳のトラブルは聞きたくないことを無理に聞かされている状態の時に起こりやすいです。小言を多く言われる人や、クレーマーなどから嫌な話を聞かされていて耳鳴りや難聴などの耳のトラブルになった方は大勢います。

弊院にいらっしゃる突発性難聴の患者さんは、離婚調停中にパートナーと話をした直後に発症しました。耳鳴りが酷い中学生は、同級生が陰口を言っているのを聞いてしまってから耳鳴りに苦しむようになりました。

また、目まぐるしい忙しさの中にいると本当に「めまい」が起きてしまいます。同じ忙しさでも、自分でコントロールできる状況なら良いですが、忙しさに追われていると本当に目が回ってしまうのです。

心の持ち方を変えただけで「顔の痙攣《けいれん》」が良くなった患者さんのケースもあります。

その方はとても内気で真面目な女性でした。夫が言うことを「嫌だなぁ」と思っても何も言えなかったそうです。黙って従うことを続けていたところ、ある日突然、顔の痙攣が出るようになってしまい、弊院にいらっしゃいました。

そこで、治療しながらお話をしました。「○○さん、言いたいことを言えずにいることが身体を傷つけているのです。顔の痙攣はご自分でご自分を傷つけていることの証なのですよ」と。

するると治療を続けていくうちに、少しずつ夫に自分の気持ちを伝えられるようになり、それと並行して顔の痙攣もなくなっていきました。最終的には夫に言いたいことをズケズケと言えるようになったそうです。

気持ちの持ち方次第で症状は良い方にも悪い方にも激変するのです。

怒りの感情を抱いていると肝臓を痛めるし、心労・不安・悩みが積み重なると心臓を直撃します。考え過ぎて思いを溜め込み過ぎると、胃腸の働きが悪くなってしまいます。

心と身体は怖いほどに「つながっている」のです。

東洋医学では、この心と身体の「つながり」をとても重要視します。

東洋医学的な「病」の意味とは

身体の不調や痛みは、突然現れたかのように思いがちですが、そうなる前に、悪い姿勢や生活習慣などによって溜め込んできた疲労やストレスの結果なのです。
コップに水を少しずつ溜めていくと、ある瞬間に溢れますね。それと一緒です。
水を溜めてきたのはあなた自身なのです。

それを気づかせてくれるのが「病」です。

あなたの身体の異変を、「もう限界ですよ。いっぱいいっぱいですよ」と、不調や痛みというカタチになって教えてくれているのです。

自分を犠牲にしてしまう人たち

「病」を抱えて弊院にいらっしゃる方に共通した特徴があります。ほとんどの人が真面目なのです。

責任感が強いので身の周りで起こるさまざまな問題を、ご本人が自覚している、していないにかかわらず、最終的には自分の責任にしてしまいます。

あなたも心当たりはありませんか？

自分が悪いと思ってしまうことで、自分で自分にストレスをかけてしまいます。そしてその結果として、身体に何らかの異常が現れるようになる方が多くいらっしゃいます。

私はそういう患者さんにお会いするたびにお伝えすることがあります。

それは、次の2つです。

・高田純次さんに学びましょう。
・「まぁ、いいか」を口癖にしましょう。

高田純次さんといえば「ミスター無責任」「日本一の適当男」です（もちろん、それは役柄・キャラクターとしての演出だと思いますが)。最近は例に出してもわからないという若い人も出てきてジェネレーションギャップを感じることがありますが……。

「高田純次さんに学びましょう」と患者さんに頻繁にお伝えしています。人の責任にしてしまいがちなタイプの人だと、このアドバイスは使えないのですが、どういうわけか弊院にいらっしゃる真面目タイプの人には、ちょうど良いのです。

「まぁ、いいいか」を口癖にして、「良い加減に、いい加減に」生きましょう。

身体の声を聴く　～正しく付き合えば身体は変わる～

あなたの身体からの声にもっと耳を傾けてください。

先述しましたが、交通事故のようなケースでもない限り、いきなり身体に不調や痛みが出てくることはありません。そうなるまでには積み重ねた時間があるわけですが、途中に小さなサインが実は出ていたはずなのです。けれども、あなたはそれに気づいていなかったのです。

そのサイン——身体からの小さなSOSに気づいて適切に対処しなかったため、大きな不調や痛みとなって表面に出てきてしまったのです。

先日も、「耳の聞こえがとても悪くなった」という人が駆け込んできました。お話を聞くと、ずいぶん前から聞こえが悪くなることが時々あったそうなのです。

少しすると良くなるので放っておいていたらしいのですが、いよいよ、相当悪くなって弊院にいらしたのです。

とても残念です。もしも、その時ご自分の身体からのサインに気づいていたら、もっと軽い症状で済んだはずですし、早く回復できたはずなのです。

そうは言っても、「毎日忙しくて余裕がないからそんなの無理」と思われるかもしれません。

私はそう話される方には、ヨガや太極拳・気功などのボディーワークをお勧めしています。ご自分の身体と向き合えるからです。

「そんな時間がない」という方には「呼吸に気を配ってください」とお伝えします。呼吸に意識を向けることは、いつでもできます。

「自分の呼吸が浅くなっているかどうか」「深呼吸がちゃんとできているかどうか」、それを確認するだけでも、自分の身体からの声をキャッチする訓練になるからです。

本書の中でご紹介したセルフケアの中にも呼吸法が入っていますし、また太極拳や気功からのセルフケアの方法も入っています。

ちょっと身体を動かしてみて、「あれ、なんだか動きがおかしいな」「うまく動けないな」「昨日と、先週とちょっと違うな」ということでもいいので、異変を感じ取れればしめたものです。それが身体からのサインだからです。

現代人は意識を「外」にばかり向けています。
1日のほんの数分でいいので、意識を「内」に向けてほしいのです。どんなタイミングでも構いません。1日に数分でいいので、自分の「内」と向き合ってみてください。そして、自分の身体からの声に気づけるようになってください。

痛みに隠された「人生を豊かにするギフト」

辛い症状や痛みは、誰もが「嫌なもの」として受け止めてしまいがちです。めまい・耳鳴り・難聴に悩み本書を手に取ったあなたもそう感じているでしょう。

けれども、再三お話しますが、それは身体からのメッセージなのです。めまい・耳鳴り・難聴は表面上の問題です。それらが起こってしまう身体の中の状態が本当の問題であって、めまい・耳鳴り・難聴はその問題に気づかせてくれているのです。

そのメッセージに耳を傾け、「ああ、めまい（耳鳴り・難聴）さん、教えてくれてありがとう」と思えるかどうか。思えたら、身体は「おお、わかったか。もう私は必要ないな」となるし、「嫌だ、嫌だ」と思うのであれば「こいつ、まだわかってないな。まだまだ私が必要だな」となります。

「子ども騙し」と感じるかもしれませんが、これは「真理」です。

そのメッセージに気づき、今までのあなたの生活習慣や思考習慣などを見直して、適切に改善することで、あなたは、もっと大きな病になるかもしれなかった可能性を回避できるのです。

もっと健康で長生きし、より豊かな人生を送れるようになるわけです。

辛い症状や痛みに隠された本当の意味に気づいてください。

それは、あなたの人生をより豊かにするためのギフトなのです。

「ああ、病気になって良かった」と心の底から言えるように、人任せでない、自分でできるセルフケアや健康知識を動員して、病になる前よりも健康になって、楽しく幸せな人生を歩んでください。

おわりに

いかがだったでしょうか？

本書の内容は、机上の空論ではなく、実際に患者さんの治療にあたっていく中で築き上げたものです。


ぜひ実践してあなたの苦痛を軽減するために役立ててください。


本書ではセルフケアの方法や、東洋医学の知識もお伝えしてきましたが、一番お伝えしたかったのは第五章の「心と身体のつながり」です。

西洋医学が進歩して、肉体としての「身体」に関してはかなり解明されてきました。

「心」に関しては精神医学や心理学の分野において研究が進められています。しかし「心」

と「身体」をつなげる交差点の部分についてはまだまだ研究が進んでいません。

心身症という言葉を聞いたことがありますか？

心身症とは、「各科が対応する身体疾患の内、発症や経過に心理社会的ストレスの影響で機能的（器質的）な障害を伴った疾患群」です（NCNP病院 国立精神・神経医療研究センター・ホームページより）。

この心身症を対象とした心身医学が、心と身体の交差点に目を向けた西洋医学の一分野です。東洋医学と心身医学はカバーする分野が似ているので非常に相性が良いと感じています。

本書のテーマである「めまい・耳鳴り・難聴」は、分類的に心身症の範疇には入りません。しかし心が関与しているケースが多々あるのは、本書を最後まで読んでくださったあなたならわかると思います。

あなたの生活習慣・思考のクセ・考え方、もっと言うと生き方そのものが今の症状・苦痛と関係してきます。今までの古いあなたから、新しいあなたへ変わるためのターニングポイントを示してくれているのです。

ぜひ、あなたの感じている苦痛を、単に肉体的な苦痛として「嫌だ、嫌だ」と思わずに、一歩足を止めてご自身の心と身体に向き合う機会としてほしいのです。

身体からのメッセージをギフトと捉えることができた時、きっと今のあなたを苦痛から解放してくれる足掛かりになるでしょう。

とはいえ、肉体的な苦痛が強い場合、その余裕は持ち難いものです。ですから、セルフケアをしつつ余裕が持てるようになってください。

本書が、あなたが辛い現状から抜け出すための助けになれたら、それは私にとってこの上ない喜びです。

最後になりましたが、本書を制作するにあたって、本当に多くの方々に助けていただきました。この場を借りて改めてお礼を述べたいと思います。

本書が生まれるきっかけを作ってくれたかっちゃんと岩谷洋昌さんに感謝を致します。次に原稿の作成に多大なご協力をいただいた伊集院尚さん、本書の企画を実現させていただいたコスミック出版の岩谷健一さんと佐藤広野さんに心よりお礼を申し上げます。

本書が生まれたのは、私を信頼して治療を受けに来てくれた多くの患者さんたちのおかげです。

治療がうまくいかずに期待に応えられなかったこともありました。病院では匙《さじ》を投げられた状況でもすぐに良くなったこともありました。またすぐに結果が出なくて大変な状況でも、辛抱強く通院してくださり、最後には良くなったこともありました。

いろいろな状況の中で皆さんが私を信頼し治療を受けてくださったおかげです。

そして、本書を通してあなたとご縁ができたことに心から感謝します。ぜひ本書の内容を実践して、「この本と出合って良かった」と思ってもらえたら嬉しいです。

今後も皆さんの期待に応えられるように、私は一生歩みを止めずに成長していきたいと思います。

公式のＬＩＮＥで今後も情報を発信していきますし、何か聞きたいことがあればＬＩＮＥからお問い合わせくだされば、時間はかかるかもしれませんが、お一人お一人にお返事していきます。

最後に、毎日一緒に働いてくれている大成堂の仲間と、いつも支えてくれる家族の皆に感謝の意を表明させていただきます。

藤田　勇

【著者プロフィール】
藤田 勇（ふじた いさむ）

大成堂中医針灸院 院長。鍼灸師。
1969年群馬県伊勢崎市出身。鍼灸学校を卒業後鍼灸院にて臨床を始めるも、さらなる学びを求めて鍼灸の本場中国の天津中医学院（現：天津中医薬大学）に留学。同院の楊子雨教授と中医鍼灸第一人者の張縉教授（黒竜江省中医研究院）に同時期に師事する。帰国後、気至病所を大原則に、滞った気を通す独自の鍼法を開発。行列のできる“刺さない”鍼灸院を経営すると同時に、自治医科大学・日本医科大学の鍼灸外来に担当鍼灸師として計10年以上従事。鍼灸臨床歴20年、延べ20,000人以上を治療。めまい・耳鳴り・突発性難聴・自律神経（メンタルも含めての症状）などの専門医として知られ、改善させている症状の8割以上が病院で治らなかったもので、他院の院長も認める鍼灸のプロフェッショナル。 西洋医学の医師も認める鍼灸法の使い手であり、多くの名誉教授や医師が賞賛・推薦を寄せる。

はり師、きゅう師、あん摩・マッサージ・指圧師の国家資格
鍼灸あん摩マッサージ指圧師・鍼灸あん摩マッサージ指圧師養成学校教員資格

大成堂中医針灸院
群馬県伊勢崎市連取町 1833-10
TEL: 0270-21-8989 https://taiseidou89.com/

装丁・本文デザイン：安藤純（コスミック出版）
執筆協力：伊集院尚（株式会社 STAR CREATIONS）
イラスト：駒見龍也
図版：茂呂田剛（有限会社エムアンドケイ）

めまい・耳鳴り・難聴を解消！「首ゆる体操」

2023年3月2日 初版発行

著　者　藤田 勇
発行人　相澤 晃
発行所　株式会社コスミック出版

〒154-0002 東京都世田谷区下馬 6-15-4
代　表　TEL：03-5432-7081
販　売　TEL：03-5432-7084
　　　　FAX：03-5432-7088
編　集　TEL：03-5432-7086
　　　　FAX：03-5432-7090
http://www.cosmicpub.com
振　替　00110-8-611382

ISBN 978-4-7747-9240-8 C0075
印刷・製本　株式会社光邦